外科疾病诊断与治疗

何方龙　甄云波　徐　成　主编

化学工业出版社
·北京·

内容简介

本书内容包括外科感染、颅脑疾病、甲状腺疾病、乳腺疾病、肺疾病、食管疾病、肝脏疾病、胆道疾病、胰腺疾病、胃肠疾病、泌尿生殖系统疾病、骨关节疾病、血管疾病的病因、病理、临床表现、辅助检查、诊断、鉴别诊断和治疗等内容。在编写过程中，编者参考了大量的国内外最新诊疗指南、诊疗规范、专家共识等文献资料，并结合了国内临床实际情况，所以本书具有较高的实用性和参考性。可供外科专业、全科专业的临床医生、规培生及研究生等参考阅读。

图书在版编目（CIP）数据

外科疾病诊断与治疗 / 何方龙，甄云波，徐成主编. 北京：化学工业出版社，2025. 10. -- ISBN 978-7-122-48889-3

Ⅰ. R6

中国国家版本馆 CIP 数据核字第 2025Q7H486 号

责任编辑：赵兰江　　文字编辑：何　芳
责任校对：宋　夏　　装帧设计：张　辉

出版发行：化学工业出版社
（北京市东城区青年湖南街 13 号　邮政编码 100011）
印　　装：涿州市般润文化传播有限公司
850mm×1168mm　1/32　印张 8　字数 212 千字
2026 年 1 月北京第 1 版第 1 次印刷

购书咨询：010-64518888　　售后服务：010-64518899
网　　址：http://www.cip.com.cn
凡购买本书，如有缺损质量问题，本社销售中心负责调换。

定　　价：98.00 元　

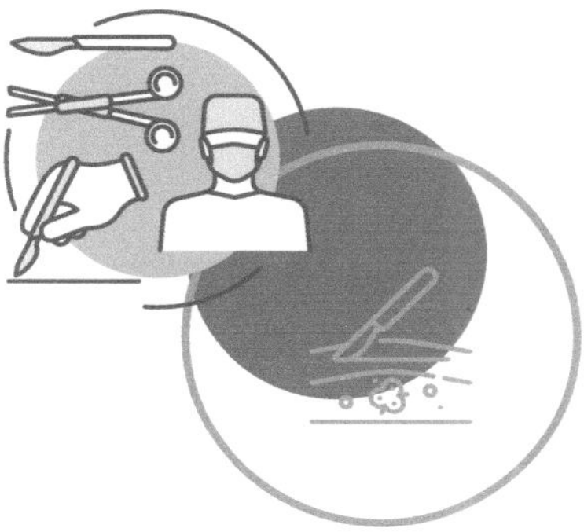

编写人员名单

主　编　何方龙　佳木斯大学附属第一医院

　　　　甄云波　哈尔滨医科大学附属第一医院

　　　　徐　成　深圳大学第一附属医院（深圳市第二人民医院）

副主编　刘　星　中南大学湘雅三医院

　　　　王天钰　哈尔滨医科大学

　　　　鲁志刚　内蒙古医科大学附属医院

　　　　孙嘉阳　内蒙古医科大学附属医院

　　　　张　宏　内蒙古医科大学附属医院

　　　　王伟琦　北京卫戍区海淀第十一退休干部休养所

　　　　苏日娜　内蒙古自治区人民医院

　　　　梁科伟　丹东市中心医院

　　　　邱　乐　安徽医科大学第一附属医院

　　　　刘　超　中国医科大学沈阳市第四人民医院

编　委　马　强　宁夏医科大学总医院

　　　　刘隽东　佳木斯大学附属第一医院

　　　　布日古德　内蒙古医科大学附属医院

　　　　周　茜　南京医科大学附属妇产医院（南京市妇幼保健院）

　　　　熊　磊　昆明市中医医院

隆　玲　重庆大学附属肿瘤医院
徐西凤　徐州医科大学附属医院
谭显海　江西省景德镇市第二人民医院
花　威　江苏省苏北人民医院
张冬娟　菏泽市牡丹人民医院
李鹏龙　烟台市莱阳中心医院
李　宇　泰安市肿瘤防治院
赵　琳　白银市第一人民医院
陈　洁　徐州医科大学附属医院

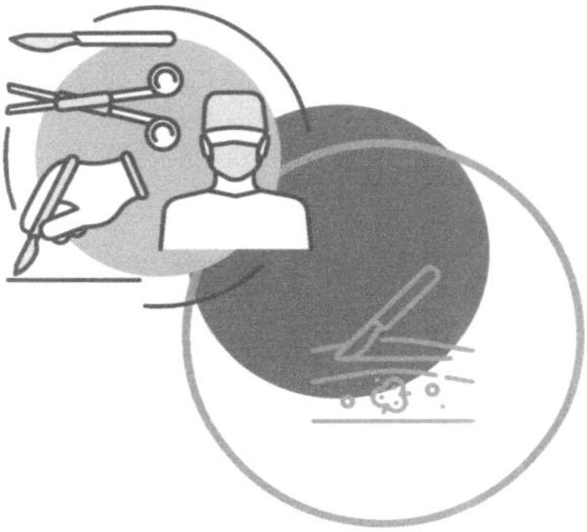

前言

外科为临床大科，外科疾病种类较多。随着科技和医学的飞速发展，外科疾病的病因病理研究更加深入、检查方法和仪器不断创新、诊断标准不断更新、外科手术方法不断完善和改进、新的治疗方法不断涌现，因此外科疾病的病因学、病理生理、发病机制、诊断标准、治疗方法等内容也随之不断丰富和更新。

外科医师只有不断学习，在掌握扎实的医学知识的基础上，不断学习新的诊疗知识，从而提高自己的临床诊疗水平，才能更好地诊治疾病，提高医疗水平。为满足临床医师临床诊疗工作的需要，本书编者通过参考国内外最新诊疗指南、诊疗规范、专家共识等文献资料，结合国内临床实际情况，编写了本书，以供外科医师参考阅读。

本书主要内容包括外科感染、颅脑疾病、甲状腺疾病、乳腺疾病、肺疾病、食管疾病、肝脏疾病、胆道疾病、胰腺疾病、胃肠疾病、泌尿生殖系统疾病、骨关节疾病、血管疾病，主要选取了临床比较常见且在近几年诊疗内容有较大、较多更新的疾病，分别介绍了这些疾病的病因、病理、临床表现、辅助检查、诊断、鉴别诊断和治疗等内容。希望本书能为外科专业、全科专业临床医生、规培生及研究生等的临床诊疗工作和学习提供帮助。

编写过程中，难免存在疏漏和不足之处，望广大读者提出宝贵的意见和建议。

编者

2025 年 5 月

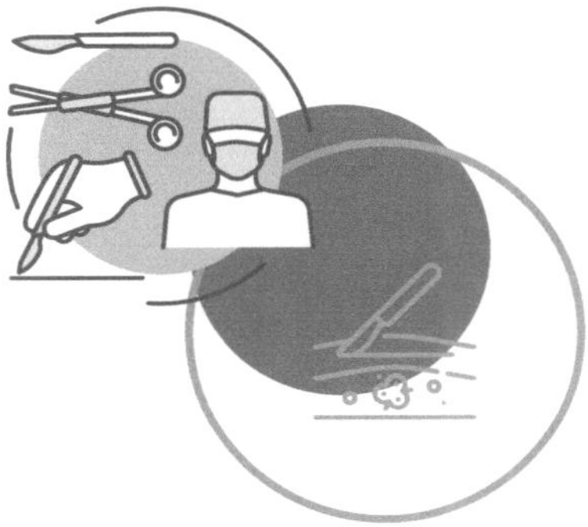

目 录

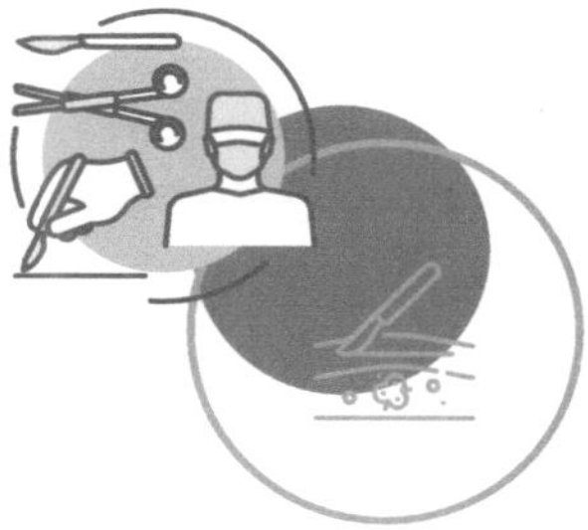

·第一章·

外科感染

第一节　浅部组织细菌性感染

一、疖与痈

（一）病因与病理

疖和痈都是毛囊及其周围组织急性细菌性化脓性炎症，大多为金黄色葡萄球菌感染，偶可因表皮葡萄球菌或其他病菌致病。

疖只累及单个毛囊和周围组织，与局部皮肤不洁、擦伤、毛囊与皮脂腺分泌物排泄不畅或机体抵抗力降低有关。因金黄色葡萄球菌多能产生血浆凝固酶，可使感染部位的纤维蛋白原转变为纤维蛋白，从而限制了细菌的扩散，炎症多为局限性且有脓栓形成。

痈是多个相邻毛囊及其周围组织同时发生的急性化脓性炎症，或由多个相邻疖融合而成。炎症常从毛囊底部开始，并向阻力较小的皮下组织蔓延，再沿深筋膜浅层向外周扩散，进入毛囊群而形成多个脓头。痈的炎症范围比疖大，病变累及深层皮下结缔组织，表皮血运障碍甚至坏死；自行破溃常较慢，全身反应较重，甚至发展为脓毒症。

（二）临床表现

疖好发于头面、颈项和背部，初始局部皮肤有红、肿、痛的小硬结（直径＜2cm）。数日后肿痛范围扩大，小硬结中央组织坏死、软化，出现黄白色的脓栓，触之稍有波动；继而，大多脓栓可自行脱落、破溃，待脓液流尽后炎症逐步消退愈合。有的疖无脓栓称为无头疖，其炎症需经抗炎处理后消退。不同部位同时发生几处疖，或者在一段时间内反复发生疖，称为疖病，与患者的抗感染能力较弱（如有糖尿病）或皮肤不洁等有关。

痈发病以中老年居多，大部分患者合并有糖尿病。病变好发于皮肤较厚的颈部和背部。初起表现为局部小片皮肤硬肿、热痛，肤色暗红，其中可有数个凸出点或脓点，有畏寒、发热、食欲减退和全身不适，但一般疼痛较轻。随着局部皮肤硬肿范围增大，周围呈现浸润性水肿，引流区域淋巴结肿大，局部疼痛加剧，全身症状加重。继而病变部位脓点增大、增多，中心处可坏死脱落、破溃流脓，使疮口呈蜂窝状。周围皮肤可因组织坏死呈紫褐色，但疮口肉芽增生比较少见，难以自行愈合。延误治疗病变继续扩大加重，出现严重的全身反应。

颌面部疖痈十分危险，位于鼻、上唇及周围“危险三角区”，称为面疖和唇痈，临床症状明显、病情严重。特别是由于处理不当，如被挤压时，病菌可经内眦静脉、眼静脉进入颅内海绵窦，引起颅内化脓性海绵窦炎，出现颜面部进行性肿胀，寒战、高热、头痛、呕吐、昏迷，甚至死亡。

（三）诊断与鉴别诊断

本病易于诊断，痈病变范围较疖大，可有数个脓栓，除有红肿疼痛外，全身症状也较重。如有发热等全身反应，应做血常规检查；老龄、疖病和痈的患者还应检查血糖和尿糖、血清白蛋白水平，需抗生素治疗者应做脓液细菌培养及药敏试验。

需鉴别的病变有皮脂囊肿（俗称粉瘤）感染、痤疮感染等。

（四）预防和治疗

保持皮肤清洁，暑天或在炎热环境中应避免汗渍过多，勤洗澡，及时更换内衣。及时治疗疖病以防感染扩散。婴儿更应注意保护皮肤，避免表皮损伤。

1. 局部处理

疖在红肿阶段可选用热敷、超短波、红外线等理疗，也可敷贴中药金黄散、玉露散或鱼石脂软膏。疖顶见脓点或有波动感时，可用碘伏点涂脓点，也可用针尖或小刀头将脓栓剔出，但禁忌挤压。出脓后敷以碘伏湿纱条或化腐生肌中药膏直至病变消退。痈在初期仅有红肿时，可用50%硫酸镁湿敷或外敷上述中药和理疗，争取病变范围缩小。已出现多个脓点、表面紫褐色或已破溃流脓时，需要及时切开引流。在静脉麻醉下做“+”或“++”形切口切开引流，切口线应达到病变边缘的健康组织，深度须达到痈的基底部(深筋膜层)，清除已化脓和尚未成脓但已失活的组织，在脓腔内填塞生理盐水、碘伏或凡士林纱条，外加干纱布绷带包扎。术后注意创面渗血、渗出液过多时应及时更换敷料。术后应每天更换敷料一次，注意创面抗感染，待炎症控制后可使用生肌散促使肉芽组织生长，促进创面收缩愈合。较大的创面皮肤难以覆盖者，可在肉芽组织长好后予以植皮以加快修复。

2. 药物治疗

痈和出现发热、头痛、全身不适等症状的疖，特别是面部疖和唇痈，并发急性淋巴结炎、淋巴管炎时，可选用青霉素类或头孢菌素类药物，应用清热解毒中药方剂。有糖尿病病史者应给予胰岛素或降血糖类药物。

二、急性蜂窝织炎

(一) 病因与病理

急性蜂窝织炎是发生在皮下、筋膜下、肌间隙或深部蜂窝组织的急性、弥漫性、化脓性感染。致病菌主要是溶血性链球菌，其次为金黄色葡萄球菌，以及大肠埃希菌或其他型链球菌。由于溶血性链球菌感染后可释放溶血素、链激酶和透明质酸酶等，炎症不易局限，与正常组织分界不清、扩散迅速，在短期内可引起广泛的皮下组织炎症、渗出、水肿，导致全身炎症反应综合征（SIRS）和内毒素血症，但血培养常为阴性。若是金黄色葡萄球菌引起者，则因细菌产生的凝固酶作用而病变较为局限。

（二）临床表现

通常分表浅和深部。表浅者初起时患处红、肿、热、痛，继之炎症迅速沿皮下向四周扩散，肿胀明显，疼痛剧烈。此时局部皮肤发红，指压后可稍退色，红肿边缘界限不清楚，可出现不同大小的水疱，病变部位的引流淋巴结常有肿痛。病变加重时，皮肤水疱溃破出水样液，部分肤色变褐。深部的急性蜂窝织炎皮肤症状不明显，常因病变深在而影响诊治，多有寒战、高热、头痛、乏力等全身症状；严重时体温极高或过低，甚至有意识改变等严重中毒表现。

由于细菌种类与毒性、患者状况和感染部位的不同，可分为如下几种特殊类型。

1. 产气性皮下蜂窝织炎

致病菌以厌氧菌为主，如肠球菌、兼性大肠埃希菌、变形杆菌、拟杆菌或产气荚膜梭菌。下腹与会阴部比较多见，常在皮肤受损伤且污染较重的情况下发生。病变主要局限于皮下结缔组织，不侵及肌层。初期表现类似一般性蜂窝织炎，但病变进展快且可触及皮下捻发感，破溃后可有臭味，全身状态较快恶化。

2. 新生儿皮下坏疽

亦称新生儿蜂窝织炎，其特点是起病急、发展快，病变不易局限，极易引发皮下组织广泛坏死。致病菌主要为金黄色葡萄球菌，病变多发生在背部与臀部，偶尔发生在枕部、肩、腿、腰骶和会阴等容易受压处。冬季易发，与皮肤不洁、擦伤、受压、受潮和粪便浸渍有关。初起时皮肤发红，触之稍硬。病变范围扩大时，中心部分变暗变软，皮肤与皮下组织分离，触诊时有皮下浮动感，脓液多时也可出现波动。皮肤坏死时肤色呈灰褐色或黑色，并可破溃。严重时可有高热、拒乳、哭闹不安或昏睡、昏迷等全身感染症状。

3. 口底、颌下蜂窝织炎

小儿多见，感染多起源于口腔或面部。来自口腔感染时，炎症肿胀可迅速波及咽喉，导致喉头水肿压迫气管而阻碍通气，病情甚为危急。查体颌下皮肤轻度发红、发热，但肿胀明显，伴有高热、呼吸急促、吞咽困难、不能进食、口底肿胀。源于面部者，红、肿、热、痛，全身反应较重。感染常向颌下或颈深部蔓延，可累及颌下或颈阔肌后的结缔组织，甚至纵隔，引起吞咽和呼吸困难，甚至窒息。

(三) 诊断与鉴别诊断

根据病史、体征、白细胞计数增多等表现，诊断多不困难。浆液性或脓性分泌物涂片可检出致病菌，血和脓液的细菌培养与药物敏感试验有助于诊断与治疗。

鉴别诊断如下。

① 新生儿皮下坏疽初期有皮肤质地变硬时，应与硬皮病鉴别。后者皮肤不发红，体温不增高。

② 小儿颌下蜂窝织炎引起呼吸急促、不能进食时，应与急性咽峡炎鉴别。后者颌下肿胀稍轻，而口咽内红肿明显。

③ 产气性皮下蜂窝织炎应与气性坏疽鉴别。后者发病前创伤常累及肌肉，病变以产气荚膜梭菌引起的坏死性肌炎为主，伤口常有某种腥味，X线检查肌肉间可见气体影。脓液涂片检查可大致区分病菌形态，细菌培养有助确认致病菌。

(四) 预防和治疗

重视皮肤卫生，防止皮肤受伤。婴儿和老年人的抵抗力较弱，要重视生活护理。

(1) 抗菌药物　可用青霉素或头孢菌素类抗生素，疑有厌氧菌感染时加用甲硝唑。根据临床治疗效果或细菌培养与药物敏感试验结果调整用药。

(2) 局部处理　早期急性蜂窝织炎，可用50%硫酸镁湿敷，或敷贴金黄散、鱼石脂膏等。若形成脓肿应及时切开引流；口底及颌下急性蜂窝织炎则应尽早切开减压，以防喉头水肿、压迫气管；其他各型皮下蜂窝织炎，为缓解皮下炎症扩展和减少皮肤坏死，也可在病变处作多个小的切口减压；产气性皮下蜂窝织炎必须及时隔离，伤口可用3%过氧化氢液冲洗、碘伏湿敷等处理。

（3）对症处理　注意改善患者全身状况和维持内环境的稳定，高热时可选用冷敷物理降温，进食困难者输液维持营养和体液平衡，呼吸急促时给予吸氧等辅助通气。

三、丹毒

1. 病因与病理

丹毒是乙型溶血性链球菌侵袭感染皮肤淋巴管网所致的急性非化脓性炎症。好发于下肢与面部，大多先有病变远端皮肤或黏膜的某种病损，如足趾皮肤损伤、足癣、口腔溃疡、鼻窦炎等。发病后淋巴管网分布区域的皮肤出现炎症反应，病变蔓延较快，常累及引流区淋巴结，局部很少有组织坏死或化脓，但全身炎症反应明显，易治愈但常有复发。

2. 临床表现

起病急，开始即可有畏寒、发热、头痛、全身不适等。病变多见于下肢，表现为片状微隆起的皮肤红疹，色鲜红、中间稍淡、边界清楚，有的可起水疱，局部有烧灼样疼痛。病变范围向外周扩展时，中央红肿消退而转变为棕黄色。附近淋巴结常肿大、有触痛，但皮肤和淋巴结少见化脓破溃。病情加重时可出现全身性脓毒症。此外，丹毒经治疗好转后，可因病变复发而导致淋巴管阻塞、淋巴液淤滞，最终形成淋巴水肿、肢体肿胀、局部皮肤粗厚，甚至发展成“象皮肿”。

3. 预防和治疗

注意皮肤清洁，及时处理小创口；在接触丹毒患者或换药前后，应洗手消毒，防止交叉感染；与丹毒相关的足癣、溃疡、鼻窦炎等应积极治疗并避免复发。

治疗时注意卧床休息，抬高患肢。局部可用50%硫酸镁液湿敷。全身应用抗菌药物，如静脉滴注青霉素、头孢菌素类敏感抗生素。

四、浅部急性淋巴管炎和淋巴结炎

1. 病因与病理

浅部急性淋巴管炎和淋巴结炎是指病菌如乙型溶血性链球菌、金黄色葡萄球菌等，从皮肤、黏膜破损处或其他感染病灶侵入淋巴系统，导致淋巴管与淋巴结的急性炎症，一般属非化脓性感染。皮下淋巴管分深、浅两层，急性淋巴管炎在浅层可在皮下结缔组织层内沿淋巴管蔓延，表现为丹毒（网状淋巴管炎）与浅层管状淋巴管炎，而深层淋巴管炎病变深、隐匿，体表无变化。浅部的急性淋巴结炎好发部位多在颌下、颈部、腋窝、肘内侧、腹股沟或腘窝，感染源于口咽炎症、足癣、皮损，以及各种皮肤、皮下化脓性感染和引流区域的淋巴管炎。

2. 临床表现

管状淋巴管炎多见于四肢，下肢更常见。浅部病变表皮下可见红线，有触痛，扩展时红线向近心端延伸。皮下深层的淋巴管炎不出现红线，可有条形触痛带。病情取决于病菌的毒性和感染程度，常与原发感染有密切关系，全身症状与丹毒相似。

急性淋巴结炎轻者局部淋巴结肿大、疼痛，但表面皮肤正常，可清晰扪及肿大且触痛的淋巴结，大多能自行消肿痊愈；炎症加重时肿大淋巴结可粘连成团形成肿块，表面皮肤可发红、发热，疼痛加重；严重淋巴结炎患者可因坏死形成局部脓肿而有波动感，或溃破流脓，并有发热、白细胞增多等全身炎症反应。

3. 诊断与鉴别诊断

本病诊断一般不难。深部淋巴管炎需与急性静脉炎鉴别，后者也有皮肤下索条状触痛，沿静脉走行分布，常与外周血管内长期留置导管或输注刺激性药物有关。

4. 预防与治疗

急性淋巴管炎应着重治疗原发感染病灶。发现皮肤有红线时，可用50％硫酸镁湿敷；如果红线向近侧延长较快，可在皮肤消毒后用较粗针头沿红线分别选取几个点垂直刺入皮下，局部再湿敷以控制感染。

急性淋巴结炎未形成脓肿时，应积极治疗如疖、痈、急性蜂窝织炎等原发感染，淋巴结炎多可在原发感染控制后得以消退。若已形成脓肿，除应用抗菌药物外，还需切开引流。一般可先试行穿刺吸脓，然后在局部麻醉下切开引流，注意避免损伤邻近神经血管。少数急性淋巴结炎没有得到及时有效治疗可转变为慢性炎症而迁延难愈。

第二节　脓毒症

脓毒症常继发于严重的外科感染，是机体对感染的反应失调而导致危及生命的器官功能障碍。当脓毒症合并出现严重的循环障碍和细胞代谢紊乱时，称为脓毒症休克，其死亡风险与单纯脓毒症相比显著升高。

一、病因

导致脓毒症的原因包括致病菌数量多、毒力强和机体免疫力低下。它常继发于严重创伤后的感染和各种化脓性感染，如大面积烧伤创面感染、开放性骨折合并感染、急性弥漫性腹膜炎、急性梗阻性化脓性胆管炎等。机体免疫力低下者，如糖尿病、尿毒症、长期或大量应用皮质激素或抗癌药的患者，一旦发生化脓性感染，也较易引发脓毒症。另外，一些潜在的感染途径需要注意。

① 静脉导管感染：静脉留置导管，尤其是中心静脉置管，如果护理不慎或留置时间过长，很容易成为病原菌直接侵入血液的途径。一旦形成感染灶，可不断向机体播散病菌和毒素。

② 肠源性感染：肠道是人体中最大的“储菌所”和“内毒素库”。健康情况下，肠黏膜有严密的屏障功能。但是，在危重患者肠黏膜屏障功能受损或衰竭时，肠内病原菌和内毒素可经肠道移位而导致肠源性感染。

脓毒症的常见致病菌包括：①革兰氏阴性菌，如大肠埃希菌、铜绿假单胞菌、变形杆菌、克雷伯菌、肠杆菌等；②革兰氏阳性菌，如金黄色葡萄球菌、表皮葡萄球菌、肠球菌（粪链球菌、屎肠球菌）、化脓性链球菌等；③厌氧菌，如脆弱拟杆菌、梭状杆菌、厌氧葡萄球菌、厌氧链球菌等；④真菌，如白念珠菌、曲霉菌、毛霉菌、新型隐球菌等。

二、临床表现

脓毒症常见表现包括：发热，可伴寒战；心率加快、脉搏细速，呼吸急促或困难；神志改变，如淡漠、烦躁、谵妄、昏迷；肝、脾可大，可出现皮疹。

革兰氏阴性菌所致的脓毒症常继发于腹膜炎、腹腔感染、大面积烧伤感染等，一般比较严重，可出现三低现象（低温、低白细胞、低血压），发生脓毒症休克者也较多。

革兰氏阳性菌所致的脓毒症常继发于严重的痈、蜂窝织炎、骨关节化脓性感染等，多数为金黄色葡萄球菌所致，常伴高热、皮疹和转移性脓肿。

厌氧菌常与需氧菌掺杂形成混合感染，其所致的脓毒症常继发于各类脓肿、会阴部感染、口腔颌面部坏死性感染等，感染灶组织坏死明显，有特殊腐臭味。

真菌所致的脓毒症常继发于长期使用广谱抗生素或免疫抑制剂，或长期留置静脉导管，可出现结膜瘀斑、视网膜灶性絮样斑等栓塞表现。

三、诊断

对于感染或疑似感染的患者，当脓毒症相关序贯器官衰竭（SOFA）评分较基线上升≥2 分可诊断为脓毒症，见表 1-1。由于 SOFA 评分操作起来较为复杂，临床上也可以使用床旁快速 SOFA（qSOFA）标准识别重症患者，见表 1-2，如果符合 qSOFA 标准中的至少 2 项时，应进一步评估患者是否存在脏器功能障碍。如果脓毒症患者在充分液体复苏后仍需使用血管活性药物维持平均动脉压

≥65mmHg（1mmHg=0.133kPa），且伴血清乳酸浓度>2mmol/L，即可诊断脓毒症休克。

表 1-1 SOFA 评分表

项目	指标	评分
呼吸系统 氧合指数 (PaO_2/FiO_2)/mmHg(kPa)	<400(53.3)	1
	<300(40.0)	2
	<200(26.7)且需机械通气	3
	<100(13.3)且需机械通气	4
神经系统 Glasgow 昏迷评分	13～14	1
	10～12	2
	6～9	3
	<6	4
心血管系统 血管活性药物剂量/ [μg/(kg・min)]	平均动脉压(MAP)<70mmHg	1
	多巴胺≤5	2
	多巴胺 5～15 或(去甲)肾上腺素≤0.1	3
	多巴胺>15 或(去甲)肾上腺素>0.1	4
凝血系统 血小板计数/($\times10^9$/L)	<150	1
	<100	2
	<50	3
	<20	4
肝脏 血清胆红素/(μmol/L)	20～32	1
	33～101	2
	102～204	3
	>204	4
肾脏 肌酐/(μmol/L)或 尿量/(mL/d)	肌酐 110～170	1
	肌酐 171～299	2
	肌酐 300～440 或尿量<500	3
	肌酐>440 或尿量<200	4

表 1-2　qSOFA 标准

项目	标准
呼吸频率	≥22 次/分
意识	改变
收缩压	≤100mmHg

对于怀疑脓毒症或脓毒症休克患者，在不显著延迟启动抗菌药物治疗的前提下，推荐常规进行微生物培养（至少包括两组血培养）。

四、治疗

1. 液体复苏

脓毒症休克患者的液体复苏应尽早开始；对脓毒症所致的低灌注，推荐在拟诊为脓毒症休克起 3h 内输注至少 30mL/kg 的晶体溶液进行初始复苏；对需要使用血管活性药物的脓毒症休克患者，建议复苏初始目标为平均动脉压 65mmHg。完成初始复苏后，评估血流动力学状态以指导下一步的液体使用。

初始液体复苏及随后的容量替代治疗中，推荐使用晶体液。只有在患者血红蛋白降至＜70g/L 且排除心肌缺血、严重低氧血症或急性出血等情况时才可输注红细胞。

2. 抗感染治疗

对于可能患有脓毒性休克或脓毒症可能性大的成人患者，推荐立即使用抗菌药物，最好在识别后 1h 内使用。对于耐甲氧西林金黄色葡萄球菌耐甲氧西林金黄色葡萄球菌（MRSA）感染高风险的成人脓毒症/脓毒性休克患者，推荐经验性使用覆盖 MRSA 的抗菌药物。

对于多重耐药（MDR）菌感染高风险的患者，建议联合使用两种覆盖革兰氏阴性菌的抗菌药进行经验性治疗；一旦致病菌和药敏试验结果明确，建议使用针对性的窄谱抗生素进行治疗。抗生素的治疗疗程一般维持 7～10d，在患者体温正常、白细胞计数正常、病情好转、局部病灶控制后停药。

3. 感染源控制

对于成人脓毒症/脓毒性休克患者，应尽快明确或排除感染的解剖部位诊断。这样的感染在医学和后勤保障可行的情况下，需要紧急进行感染源控制或尽快实施任何必要的感染控制措施。静脉导管感染时，拔除导管应作为首要措施。

4. 其他辅助治疗

早期复苏成功后，应重新评估患者的血流动力学状态，酌情补液和使用血管活性药物。推荐使用去甲肾上腺素作为一线升压药物，在无法获得去甲肾上腺素的情况下，可以使用肾上腺素或多巴胺作为替代药物。如果血流动力学仍不稳定，可静脉给予氢化可的松（200mg/d），每 6h 静脉注射 50mg 或连续输注。当血糖≥10mmol/L 时启动胰岛素治疗，控制血糖上限低于 10mmol/L。

对于存在消化道出血风险的患者，建议给予质子泵抑制剂预防应激性溃疡。对于能够耐受肠内营养的患者，应尽早启动肠内营养。

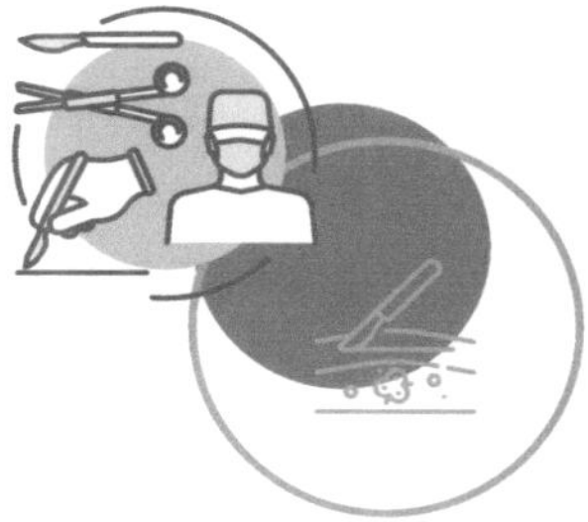

· 第二章 ·

颅脑疾病

第一节　颅脑损伤

一、概述

（一）颅脑损伤方式

外界暴力造成颅脑损伤有两种方式：一种是暴力直接作用于头部引起的损伤，称为直接损伤；另一种是暴力作用于身体其他部位，然后传导至头部所造成的损伤，称为间接损伤。

1. 直接损伤

（1）加速性损伤　相对静止的头部突然遭受外力打击，头部沿外力作用方向呈加速运动而造成的损伤，称为加速性损伤。这种方式造成的损伤主要发生在着力部位。

（2）减速性损伤　运动着的头部突然撞于静止的物体所引起的损伤，称为减速性损伤。这种方式所致的损伤不仅发生于着力部位，也常发生于着力部位的对侧。

（3）挤压性损伤　两个不同方向的外力同时作用于头部，颅骨发生严重变形而造成的损伤，称为挤压性损伤。

2. 间接损伤

（1）坠落时双足或臀部着地，外力经脊柱传导至颅底引起颅底骨折和脑损伤。

（2）外力作用于躯干，引起躯干突然加速运动时，头颅由于惯性，其运动落后于躯干，于是在颅颈之间发生强烈的过伸或过屈，或先过伸后又回跳性过屈，犹如挥鞭样动作，造成颅颈交界处延髓与脊髓连接部的损伤，即挥鞭伤。

（3）胸部突然遭受挤压时，胸腔压力升高，经上腔静脉逆行传递，使该静脉所属的上胸、肩颈、头面皮肤和黏膜及脑组织发生弥散点状出血，称为创伤性窒息。

（二）颅脑损伤分类

国际上较常用的是根据格拉斯哥昏迷评分（GCS）法（表 2-1），将颅脑损伤后昏迷分成三种类型：

① 轻型：13～15 分，伤后昏迷时间＜20min；

② 中型：9～12 分，伤后昏迷 20min～6h；

③ 重型：3～8 分，伤后昏迷＞6h，或在伤后 24h 内意识恶化并昏迷＞6h。

表 2-1 格拉斯哥昏迷评分（GCS）

项目	反应状态	评分
运动反应	按吩咐运动	6
	对疼痛刺激产生定位反应	5
	对疼痛刺激产生屈曲退缩反应	4
	对刺痛屈肌去皮质姿势反应/异常屈曲(去皮质状态)	3
	对刺痛伸肌去脑状态/异常伸展(去脑状态)	2
	无反应	1
言语反应	正常交谈	5
	胡言乱语	4
	只能说出单词(不适当的)	3
	只能发音	2
	不能发音	1

续表

项目	反应状态	评分
睁眼反应	自发睁眼	4
	能通过语言吩咐睁眼	3
	通过疼痛刺激睁眼	2
	不能睁眼	1

二、头皮损伤

1. 头皮血肿

（1）皮下血肿　比较局限，无波动，周边较中心区为硬，易误认为凹陷骨折，必要时可摄 X 线平片进行鉴别。此种血肿一般无须处理，数日后可自行吸收。

（2）帽状腱膜下血肿　较大，甚至可延及全头，不受颅缝限制，触之较软，有明显波动感。血肿较小者可加压包扎，待其自行吸收；若血肿较大，则应在严格皮肤准备和消毒下穿刺抽吸，然后再加压包扎。对已有感染的血肿，需切开引流。

（3）骨膜下血肿　较大，但不超越颅缝，张力较高，可有波动。诊断时应注意是否伴有颅骨骨折。处理原则与帽状腱膜下血肿相似，但对伴有颅骨骨折者不宜强力加压包扎，以防血液经骨折缝流入颅内，引起硬脑膜外血肿。

2. 头皮裂伤

头皮裂伤系头皮的开放伤，处理原则是尽早施行清创缝合，即使伤后已达 24h，只要无明显感染征象，仍可彻底清创一期缝合。术中应将裂口内的头发、泥沙等异物彻底清除；明显挫裂污染的创缘应切除，但不可切除过多，以免缝合时产生张力；注意有无颅骨骨折或碎骨片，如发现脑脊液或脑组织外溢，应按开放性颅脑损伤处理。术后给予抗生素。

3. 头皮撕脱伤

头皮撕脱伤是最严重的头皮损伤，伤后失血多，易发生休克，应及时处理。

（1）若皮瓣尚未完全脱离且血供尚好，可在细致清创后原位缝合。

（2）如皮瓣已完全脱落，但完整，无明显污染，血管断端整齐，且伤后未超过 6h，可在清创后试行头皮血管吻合，再全层缝合撕脱的头皮。

三、颅骨骨折

（一）颅盖骨折

颅盖骨折按形态可分为线形骨折和凹陷骨折两种。前者包括颅缝分离，较多见，后者包括粉碎骨折。

1. 临床表现和诊断

线形骨折除可能伴有的头皮损伤（挫裂伤、头皮血肿）外，骨折本身仅靠触诊很难发现，常需依赖 X 线片或 CT 骨窗相。

范围较大和明显的凹陷骨折，软组织出血不多时，触诊多可确定。但小的凹陷骨折易与边缘较硬的头皮下血肿混淆，需经 X 线平片或 CT 骨窗相方能鉴别。

2. 治疗

线形骨折本身无须处理，但如果骨折线通过脑膜血管沟或静脉窦时，应警惕发生硬膜外血肿的可能。

对凹陷骨折是否需要手术，意见尚不一致。目前一般认为，凡凹陷深度＞1cm，位于重要功能区，骨折片刺入脑内，骨折引起瘫痪、失语等功能障碍或局限性癫痫者，应手术治疗。非功能区的轻度凹陷，或无脑受压症状的静脉窦处凹陷骨折，不应手术。

（二）颅底骨折

颅底骨折大多由颅盖骨折延伸而来，少数可因头部挤压伤或着力点位于颅底水平的外伤造成。

1. 临床表现

（1）颅前窝骨折　骨折出血可经鼻流出，或进入眶内在眼睑和球结膜下形成瘀斑，俗称“熊猫眼”或“眼镜征”。脑膜撕裂者，脑脊液可沿额窦或筛窦再经鼻流出形成脑脊液鼻漏。常伴嗅神经损伤。

（2）颅中窝骨折　血液和脑脊液经蝶窦流入上鼻道，再经鼻孔流出形成鼻漏。若骨折线累及颞骨岩部，血液和脑脊液可经中耳和破裂的鼓膜由外耳道流出，形成耳漏；如鼓膜未破，则可沿耳咽管入鼻腔形成鼻漏。颞骨岩部骨折常发生面神经和听神经损伤。

（3）颅后窝骨折　在乳突和枕下部可见皮下淤血，或在咽后壁发现黏膜下淤血。骨折线居内侧者可出现舌咽神经、迷走神经、副神经和舌下神经损伤。

2. 诊断

颅底骨折的诊断主要依靠临床表现，CT 扫描对颅底骨折有诊断意义。

3. 治疗

颅底骨折如为闭合性，骨折本身无须特殊处理。

若合并脑脊液漏，患者须取头高位并绝对卧床休息，避免用力咳嗽、打喷嚏和擤鼻涕，同时给予抗生素治疗以预防颅内感染。

一般不堵塞或冲洗破口处，不做腰椎穿刺。绝大多数漏口会在伤后 1～2 周内自行愈合。如超过 1 个月仍未停止漏液，可考虑行手术修补漏口。

四、脑震荡

脑震荡是最轻的脑损伤，其特点为伤后即刻发生短暂的意识障碍和近事遗忘。

（一）临床表现和诊断

伤后立即出现短暂的意识丧失，持续数分钟至十几分钟，一般不超过半小时。有的仅表现为瞬间意识混乱或恍惚，并无昏迷。同时伴有面色苍白、瞳孔改变、出冷汗、血压下降、脉弱、呼吸浅慢等自主神经和脑干功能紊乱的表现。意识恢复后，对受伤当时和伤前近期的情况不能记忆，即逆行性遗忘。多有头痛、头晕、疲乏无力、失眠、耳鸣、心悸、畏光、情绪不稳、记忆力减退等症状，一般持续数日、数周，少数持续时间较长。

神经系统检查多无明显阳性体征。如做腰椎穿刺，显示颅内压正常和脑脊液检查无红细胞。CT 检查颅内无异常。

（二）治疗

脑震荡无须特殊治疗，一般卧床休息 5～7d，酌情用镇静、镇痛药物，做好解释工作，消除患者的畏惧心理，多数患者在 2 周内恢复正常，预后良好。

五、脑挫裂伤

脑挫裂伤是外力造成的原发性脑器质性损伤，既可发生于着力部位，也可发生于对冲部位。

（一）临床表现

1. 意识障碍

是脑挫裂伤最突出的症状之一。伤后立即出现，持续时间长短不一，由数分钟至数小时、数日、数月乃至迁延性昏迷，与脑损伤轻重相关。

2. 头痛、恶心、呕吐

疼痛可局限于某一部位（多为着力部位），亦可为全头性疼痛，间歇或持续，在伤后 1～2 周内最明显，以后逐渐减轻。伤后早期的恶心、呕吐可因受伤时脑膜或前庭系统受刺激引起，较晚发生的呕吐大多由于颅内压增高引起。

3. 生命体征

严重脑挫裂伤时可出现血压上升、脉搏徐缓、呼吸深慢，危重者可出现病理呼吸。

4. 局灶症状和体征

伤后立即出现与脑挫裂伤部位相应的神经功能障碍或体征，如运动区损伤出现对侧瘫痪，语言中枢损伤出现失语等。

（二）诊断

根据伤后立即出现的意识障碍、局灶症状和体征及较明显的头痛、恶心、呕吐等，脑挫裂伤的诊断多可成立。但由于此类患者往往因意识障碍而给神经系统检查带来困难，加之脑挫裂伤最容易发生在额极、颞极及其底面等“哑区”，患者可无局灶症状和体征，因而确诊常需依靠必要的辅助检查。

CT扫描能清楚地显示脑挫裂伤的部位、范围和程度，是目前最常应用、最有价值的检查手段。脑挫裂伤的典型CT表现为局部脑组织内有高低密度混杂影，点片状高密度影为出血灶，低密度影则为水肿区。

（三）治疗

（1）严密观察病情　由专人护理，有条件者应送入重症监护病房（ICU），密切观察其意识、瞳孔、生命体征和肢体活动变化，必要时应做颅内压监护并及时复查CT。

（2）一般处理

① 体位：如患者意识清楚，可抬高床头15°～30°。昏迷患者宜取侧卧位或侧俯卧位。

② 保持呼吸道通畅：对昏迷患者必须及时清除呼吸道分泌物。短期不能清醒者，应尽早行气管切开。呼吸减弱、潮气量不足的患者，宜用呼吸机辅助呼吸。

③ 营养支持：少数患者由于呕吐、腹泻或消化道出血，长时间处于营养不良状态，可经静脉输注营养液体。

④ 躁动和癫痫的处理：对躁动不安者应查明原因，并做相应处理。脑挫裂伤后癫痫发作，应用抗癫痫药物控制。

⑤ 高热的处理：高热可加重脑缺氧和脑水肿，必须及时处理。中枢性高热，可采取冬眠低温治疗。其他原因（如感染）所致的高热，应按原因不同分别处理。

（3）防止脑水肿或脑肿胀。

（4）手术治疗　下列情况应考虑手术。

① 继发性脑水肿严重，脱水治疗无效，病情日趋恶化。

② 颅内血肿清除后，颅内压无明显缓解，脑挫裂伤区继续膨出，而又排除了颅内其他部位血肿。

③ 脑挫裂伤灶或血肿清除后，伤情一度好转，之后又恶化出现脑疝。

六、弥漫性轴索损伤

脑弥漫性轴索损伤是头部遭受加速性旋转外力作用时，因剪应力造成的以脑内神经轴索肿胀、断裂为主要特征的损伤。

1. 临床表现

（1）意识障碍　伤后即刻发生的长时间严重意识障碍是弥漫性轴索损伤的典型临床表现。

（2）瞳孔和眼球运动改变　部分患者可有单侧或双侧瞳孔散大，广泛损伤者可有双眼向损伤对侧和向下凝视。

2. 诊断

目前较为公认的诊断标准如下：

① 伤后持续昏迷（＞6h）。

② CT 示脑组织撕裂出血或正常。

③ 颅内压正常但临床状况差。

④ 无明确脑结构异常的伤后持续植物状态。

⑤ 创伤后期弥漫性脑萎缩。

⑥ 尸检见特征性病理改变。

3. 治疗

包括呼吸道管理、过度换气和吸氧、低温、钙通道阻滞剂、激素、脱水药和巴比妥类药物等。治疗过程中若病情恶化，应及时复查 CT，如发现颅内血肿或严重脑水肿，需立即手术，清除血肿或行减压术。

七、原发性脑干损伤

脑干损伤分为原发性与继发性两类。前者是指受伤当时直接发生的脑干损害；后者是由于颅内血肿或脑水肿引起的脑疝对脑干压迫造成的损害。这里仅介绍原发性脑干损伤。

1. 临床表现

（1）意识障碍　伤后立即出现，多较严重，持续时间长。损伤严重者呈深昏迷，所有反射消失，四肢软瘫。较轻者对疼痛刺激可有反应，角膜和吞咽反射尚存在，躁动不安。

（2）瞳孔变化　表现为双瞳不等大、大小多变，或双瞳极度缩小，或双瞳散大。

（3）眼球位置和运动异常　脑干损伤累及动眼神经核、滑车神经核或展神经核，可导致斜视、复视和相应的眼球运动障碍。若眼球协同运动中枢受损，可出现双眼协同运动障碍。

（4）锥体束征和去大脑强直　脑干损伤早期多表现为软瘫，反射消失，以后出现腱反射亢进和病理反射。严重者可有去大脑强直，此为脑干损伤的特征性表现。

（5）生命体征变化　伤后立即出现呼吸功能紊乱是脑干严重损伤的重要征象之一，表现为呼吸节律不整、抽泣样呼吸或呼吸停止。同时，循环功能亦趋于衰竭，血压下降，脉搏细弱。常伴高热。

2. 诊断

除少数早期就诊，且伤后随即出现典型脑干症状者外，多数患者的诊断还需借助 CT、MRI 和脑干听觉诱发电位（BAEP）。

CT 可以发现脑干内灶状出血，表现为点片状高密度影，周围脑池狭窄或消失。MRI 在显示脑干内小出血灶和组织撕裂方面优于 CT。

3. 治疗和预后

原发性脑干损伤的死亡率和致残率均较高，但有些患者经积极治疗，仍可获得较好恢复。治疗方法与脑挫裂伤相似。

八、下丘脑损伤

下丘脑是自主神经系统的皮质下中枢，与机体的内脏活动、代谢、内分泌、体温、意识和睡眠等关系密切。因此，当下丘脑损伤后，可出现一系列特殊的症状，严重者可致死亡。单纯下丘脑损伤极少见，多伴有其他部位的脑挫裂伤或血肿，颅底骨折和脑在颅腔内的剧烈移动是致伤的主要原因。

1. 病理

多表现为灶状出血、局部水肿、软化及神经细胞坏死，亦可出现缺血性改变。垂体柄和垂体常受累，发生出血、坏死。

2. 临床表现

（1）睡眠、意识障碍　多为嗜睡，严重者昏迷，与下丘脑后外侧区的网状激活系统受累有关。

（2）体温调节障碍　下丘脑前区损伤可引起高热，后区损伤则可导致体温过低。

（3）尿崩症　下丘脑损伤的常见症状，尿量每日 4000mL 以上，多者达 10000mL，尿比重＜1.005，系视上核或视上核-垂体束受损的结果。

（4）消化道出血　下丘脑损伤的常见症状，与大量分解性代谢激素（ACTH、胃泌素等）释放，胃酸和胃蛋白酶分泌增多及交感神经兴奋使胃肠道黏膜缺血相关。临床表现为胃肠道黏膜糜烂出血，有的引起溃疡甚至穿孔。

（5）循环、呼吸紊乱　下丘脑的外侧核和后核是交感神经皮质下中枢，受刺激时出现血压升高、心率加快；损伤时则产生相反的症状。下丘脑后区有呼吸管理中枢，一旦损伤，可引起呼吸减慢或停止。

（6）糖代谢紊乱　下丘脑的室旁核受损可引起血糖升高。

3. 诊断

下丘脑损伤的诊断主要依靠临床表现，CT 和 MRI 检查可能发现该区域异常密度（信号）影。

4. 治疗

治疗原则与脑挫裂伤相仿，但对下丘脑损伤后出现的特殊表现，可做如下处理。

（1）尿崩症　垂体后叶素 5～10IU，皮下注射或肌内注射，1～3 次/天。待尿量控制后，以氢氯噻嗪替代，25～50mg，2～3

次/天，或用垂体后叶粉维持。也可用去氨加压素，0.1～0.2mg，口服，3次/天。

（2）消化道出血　以预防为主，及早给予西咪替丁0.2～0.4g，2～3次/天，肌注或静脉滴注；或奥美拉唑20～40mg，1次/天，鼻饲，以抑制胃酸对胃黏膜的损害。

第二节　颅内血肿

颅内血肿是颅脑损伤中最常见、最严重的继发性病变。如不能及时诊断和治疗，可出现血肿周边的脑组织水肿加重或进行性颅内压增高，形成脑疝而危及生命。

一、硬脑膜外血肿

（一）临床表现

进行性意识障碍为硬脑膜外血肿的最严重症状，临床上常见以下三种情况：清醒→昏迷、昏迷→中间清醒或好转→昏迷、伤后昏迷进行性加重或持续昏迷。

在昏迷前或中间清醒或好转期常有头痛、恶心、呕吐等颅内压增高症状。

（二）诊断

根据头部受伤史，伤后当时清醒，随后昏迷，或出现有中间清醒或好转期的意识障碍过程，结合CT检查显示骨折线经过脑膜中动脉或静脉窦沟，一般可以早期诊断。

伤后应尽早做CT检查，并随时复查CT。CT扫描不仅可以直接显示硬脑膜外血肿，表现为颅骨内板与硬脑膜之间的双凸镜形或弓形高密度影。

（三）治疗

1. 手术治疗

手术适应证：有明显颅内压增高症状和体征；CT扫描提示明

显脑组织受压的颅内血肿；小脑幕上血肿量>30mL、颞区血肿量>20mL、小脑幕下血肿量>10mL，以及压迫大静脉窦而引起颅内压增高的血肿。

2. 非手术治疗

伤后无明显意识障碍，病情稳定，CT扫描显示小脑幕上血肿量<30mL、小脑幕下血肿量<10mL、中线结构移位<1.0cm者，可在密切观察病情的前提下，采用非手术治疗。

二、硬脑膜下血肿

1. 临床表现

伴有脑挫裂伤的硬脑膜下血肿患者多表现为持续昏迷或昏迷进行性加重，亚急性血肿多有中间清醒期。伤后继发的脑水肿均造成颅内压增高，导致头痛、恶心、呕吐及生命体征改变。

2. 诊断

头部外伤史，伤后即有意识障碍并逐渐加重，或出现中间清醒期，伴有颅内压增高症状，多表明有急性或亚急性硬脑膜下血肿。

CT检查可以确诊，急性或亚急性硬脑膜下血肿表现为脑表面与颅骨之间有新月形高密度、混杂密度或等密度影。

3. 治疗

急性和亚急性硬脑膜下血肿的治疗原则与硬脑膜外血肿类似。

慢性硬脑膜下血肿患者凡有明显症状者，应手术治疗，且首选钻孔置管引流术。

第三节　脑胶质瘤

胶质瘤是指起源于脑神经胶质细胞的肿瘤，是最常见的原发性颅内肿瘤，我国脑胶质瘤年发病率为（5～8）/10万。

一、病因

目前确定的两个危险因素是：暴露于高剂量电离辐射和与罕见

综合征相关的高外显率基因遗传突变。此外，亚硝酸盐食品、病毒或细菌感染等致癌因素也可能参与脑胶质瘤的发生。

二、病理

据 WHO CNS 5 神经肿瘤的分类，弥漫性胶质瘤可分为成人型弥漫性胶质瘤、儿童型弥漫性低级别胶质瘤、儿童型弥漫性高级别胶质瘤、局限性星形细胞胶质瘤和室管膜肿瘤。

三、临床表现

主要包括颅内压增高、神经功能及认知功能障碍和癫痫发作三大类。

四、影像学检查

神经影像常规检查目前主要包括 CT 和 MRI。CT 显示脑胶质瘤病变组织与正常脑组织的密度差异，特征性密度表现如钙化、出血及囊性变等，病变累及的部位，水肿状况及占位效应等。常规 MRI 主要显示脑胶质瘤出血、坏死、水肿组织等的不同信号强度差异及占位效应，并且可以显示病变的侵袭范围。

五、治疗

脑胶质瘤治疗以手术切除为主，结合放疗、化疗等综合治疗方法。

1. 手术治疗

脑胶质瘤手术治疗原则是最大范围安全切除，胶质瘤手术治疗方式主要可分为肿瘤切除术和病理活检术。

（1）肿瘤切除术适应证　CT 或 MRI 提示颅内占位；存在明显的颅内高压及脑疝征象；存在由于肿瘤占位而引起的神经功能障碍；有明确癫痫发作史；患者自愿接受手术。

（2）病理活检术适应证　肿瘤位于优势半球，广泛浸润性生长或侵及双侧半球；肿瘤位于功能区皮质、白质深部或脑干部位，且无法满意切除；需要鉴别病变性质。

2. 放射治疗

放射治疗通常是在明确肿瘤病理后，采用6～10MV直线加速器，常规分次，择机进行。立体定向放射治疗不适用于脑胶质瘤的初治。高级别胶质瘤术后放疗可以取得显著生存获益。

3. 药物治疗

化疗可以延长脑胶质瘤患者的无进展生存时间及总生存时间。高级别胶质瘤生长及复发迅速，进行积极有效的个体化化疗更有价值。高级别脑胶质瘤的经典化疗方案如下。

（1）Stupp方案　放疗期间同步口服替莫唑胺75mg/(m^2·d)，连服42天；同步放化疗结束4周，进入辅助化疗阶段，口服替莫唑胺150～200mg/(m^2·d)，连用5天，每28天重复，共6个周期。

（2）PCV方案　甲基苄肼60mg/(m^2·d)第8～21天，洛莫司汀110mg/(m^2·d)第1天，长春新碱1.4mg/m^2第8、29天，8周为1个周期。

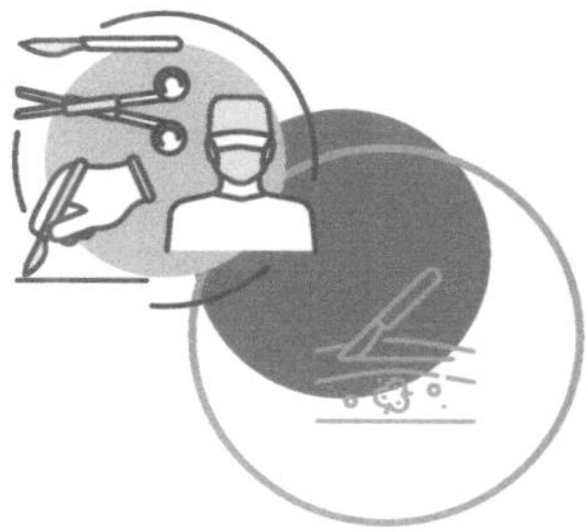

·第三章·

甲状腺疾病

第一节　单纯性甲状腺肿

单纯性甲状腺肿是某些原因导致体内的甲状腺素水平降低，促甲状腺激素（TSH）反馈性分泌过多，致使甲状腺代偿性肿大，可表现为弥漫性或结节性改变。高原、山区土壤中的碘盐被冲洗流失，以致饮水和食物中含碘量不足，因此，我国多山各省的居民患此病的较多，故又称“地方性甲状腺肿”。

一、病因

1. 甲状腺素原料（碘）缺乏

碘的缺乏是引起单纯性甲状腺肿的主要因素。由于身体摄取的碘减少，血中甲状腺素浓度因之降低，通过神经-体液调节途径，使腺垂体分泌大量 TSH，促使甲状腺肿大。初期，扩张的滤泡较为均匀地散布在腺体各部，形成弥漫性甲状腺肿。若未经及时治疗，病变继续发展，扩张的滤泡集成数个大小不等的结节，逐渐形成结节性甲状腺肿。有些结节因血液供应不良，可发生退行性变而引起囊肿形成、纤维化或钙化等改变。

2. 甲状腺素需要量增加

青春发育期、妊娠期或绝经期妇女，有时也可发生轻度的弥漫性甲状腺肿大，这是由于人体对甲状腺素的需要量暂时性增高所致，是一种生理现象。

3. 甲状腺素合成和分泌障碍

由于甲状腺素合成和分泌过程中某一环节的障碍，如久食含有硫脲的萝卜、白菜等，可阻止甲状腺素的合成，或先天缺乏合成甲状腺素的酶，因而引起血中甲状腺素减少，促使甲状腺肿大。

二、临床表现

一般无全身症状，基础代谢率正常。

甲状腺可有不同程度肿大，能随吞咽上下移动。早期，两侧呈对称性弥漫性肿大，腺体表面平滑，质地柔软，可随吞咽上下移动。随后，在肿大腺体的一侧，也可在两侧触及多个（或单个）结节；一般存在多年，增长很慢。囊肿样变的结节可并发囊内出血，结节可在短期内较快增大。

较大的单纯性甲状腺肿可压迫邻近器官而产生相应症状。常见的为气管受压、移向对侧，或使之弯曲、狭窄而影响呼吸。开始只在剧烈活动时感觉气促，逐渐发展而加重，甚至在休息睡觉时也有呼吸困难。少数患者由于喉返神经或食管受压而引起声音嘶哑或吞咽困难。

病程久的巨大甲状腺肿，可如小儿头样大小，下垂于颈下胸骨前方。甲状腺肿向胸骨后生长延伸，即形成胸骨后甲状腺肿，容易压迫气管和食管；有时还能压迫颈深部大静脉，引起头颈部静脉血液回流障碍，可出现面部青紫、肿胀及颈胸部表浅静脉扩张。

结节性甲状腺肿可继发甲状腺功能亢进，也可发生恶变。

三、治疗

（1）青春发育期或妊娠期的生理性甲状腺肿，可不给予药物治疗。应多食含碘丰富的食物，如海带、紫菜等。

(2) 对于20岁以下年轻人的弥漫性单纯性甲状腺肿，手术治疗不但妨碍了此时期甲状腺的功能，复发率也很高。左甲状腺素片50μg/d，3～6个月为1个疗程，对抑制腺垂体TSH的分泌，缓解甲状腺的增生和肿大，有较好疗效。

(3) 有以下情况时，应及时行手术治疗：①压迫气管、食管或喉返神经而引起临床症状者；②胸骨后甲状腺肿；③巨大甲状腺肿影响生活和工作者；④结节性甲状腺肿继发有功能亢进者；⑤结节性甲状腺肿疑有恶变者，包括单发结节、质硬、近期增长迅速及TSH抑制治疗过程中仍生长的结节。

(4) 手术方式

① 弥漫性甲状腺肿一般采用甲状腺次全切除术。

② 单发结节＜3cm，可行腺叶部分切除，切除范围包括结节周围1cm的正常甲状腺组织；结节直径＞3cm，应行腺叶切除术。

③ 散在多结节甲状腺肿大，行双侧腺叶次全切除术、甲状腺叶近全切除术或甲状腺全切除术。

第二节 甲状腺功能亢进

甲状腺功能亢进简称甲亢，分为原发性甲状腺功能亢进、继发性甲状腺功能亢进和高功能甲状腺瘤三类。

一、病因

原发性甲亢的病因尚未完全明确。目前多数学者认为，原发性甲亢是一种自身免疫性疾病。至于继发性甲亢和高功能腺瘤的病因，也未完全明了，可能与结节本身自主性分泌紊乱有关。

二、临床表现

1. 原发性甲亢

最常见，占85％～90％。表现为甲状腺弥漫性、双侧对称性肿大，常伴有眼球突出。患者性情急躁、容易激动、失眠、双手颤动、怕热、多汗、食欲亢进但反而消瘦、心悸、脉快有力（脉率常在 100 次/分以上，休息及睡眠时仍快）、脉压增大、内分泌功能紊乱。

2. 继发性甲亢

较少见，在结节性甲状腺肿基础上发生的甲亢，患者年龄多在 40 岁以上，腺体呈结节状肿大，双侧多不对称；无突眼，容易发生心肌损害。

3. 高功能腺瘤

较少见，腺体内出现单个或多个自主性高功能结节，无突眼，结节周围的甲状腺组织呈萎缩性改变。

三、诊断

根据临床表现和相应的辅助检查可明确诊断。辅助检查如下。

1. 基础代谢率测定

可根据脉压和脉率计算。一般在清晨患者完全安静、空腹时测量血压、脉率。常用计算公式为：基础代谢率＝（脉率＋脉压）－111。基础代谢率正常为±10%，＋20%～＋30%为轻度甲亢，＋30%～＋60%为中度，＋60%以上为重度。

2. 甲状腺摄^{131}I 率测定

正常甲状腺 24h 内摄取人体总^{131}I 量的 30%～40%。若在 2h 内超过总量的 25%，或在 24h 内超过总量的 50%，且吸^{131}I 高峰提前出现，都表示有甲亢。

3. 血清 TSH、T_3 及 T_4 测定

TSH 下降。甲亢早期，T_3 上升往往较早、较快，而 T_4 上升较缓。游离 T_3（FT_3）和游离 T_4（FT_4）是临床诊断甲亢的主要指标。

四、外科治疗

手术、抗甲状腺药物及放射性^{131}I 是治疗甲亢的主要方法。

1. 手术指征

① 继发性甲亢或高功能腺瘤。

② 中度及中度以上的原发性甲亢。

③ 腺体较大且伴有压迫症状，或胸骨后甲状腺肿等类型甲亢。

④ 抗甲状腺药物或^{131}I治疗后复发或坚持长期用药有困难。

⑤ 怀疑或证实合并甲状腺恶性肿瘤。

2. 手术方式

手术方式包括双侧甲状腺次全切除、双侧甲状腺近全切除或全甲状腺切除术。

术前应采取充分且完善的准备以保证手术顺利进行和预防术后并发症的发生。术后当日应密切关注病人呼吸、体温、脉搏、血压的变化，警惕甲状腺危象的发生。

第三节　甲状腺癌

甲状腺癌是一种起源于甲状腺滤泡上皮或滤泡旁上皮细胞的恶性肿瘤，是最常见的甲状腺恶性肿瘤。

一、病理

1. 甲状腺乳头状癌（PTC）

约占成人甲状腺癌总数的70%，而儿童甲状腺癌都是乳头状癌。常见于中青年女性，以21～40岁的妇女最多见。此型分化好，生长缓慢，恶性度低。虽有多中心发生倾向，且较早便出现颈淋巴结转移，但预后较好。

2. 甲状腺滤泡状癌（FTC）

约占15%，多见于50岁左右妇女，此型发展较快，属中度恶性，且有侵犯血管倾向。颈淋巴结转移仅占10%，因此预后不如乳头状腺癌。PTC和FTC合称分化型甲状腺癌（DTC）。

3. 甲状腺未分化癌（ATC）

占5%～10%，多见于老年人。发展迅速，高度恶性，且约

50%早期便有颈淋巴结转移，或侵犯喉返神经、气管或食管，常经血运向远处转移。预后很差，平均存活3～6个月，1年存活率仅5%～15%。

4. 甲状腺髓样癌（MTC）

少见。发生于滤泡旁细胞（C细胞），可分泌降钙素。细胞排列呈巢状或束状，无乳头或滤泡结构，其间质内有淀粉样沉着，呈未分化状，但其生物学特性与未分化癌不同。恶性程度中等，可有颈淋巴结转移和血运转移。

二、临床表现

1. 症状

大多数甲状腺结节患者没有临床症状。通常在体检时通过甲状腺触诊和颈部超声检查而发现甲状腺小肿块。

合并甲状腺功能异常时可出现相应的临床表现，如甲状腺功能亢进或甲状腺功能减退。

晚期局部肿块疼痛，可出现压迫症状，常可压迫气管、食管，使气管、食管移位。

肿瘤局部侵犯重时可出现声音嘶哑、吞咽困难或交感神经受压引起霍纳综合征，侵犯颈丛可出现耳、枕、肩等处疼痛等症状。

颈淋巴结转移引起的颈部肿块在未分化癌中发生较早。

髓样癌由于肿瘤本身可产生降钙素和5-羟色胺，可引起腹泻、心悸、面色潮红等症状。

2. 体征

甲状腺癌体征主要为甲状腺肿大或结节，结节形状不规则、与周围组织粘连固定，并逐渐增大，质地硬，边界不清，初起可随吞咽运动上下移动，后期多不能移动。若伴颈部淋巴结转移，可触诊颈部淋巴结肿大。

3. 侵犯和转移

（1）局部侵犯　甲状腺癌局部可侵犯喉返神经、气管、食管、环状软骨及喉，甚至可向椎前组织侵犯，向外侧可侵犯至颈鞘内的颈内静脉、迷走神经或颈总动脉。

(2) 区域淋巴结转移 PTC易早期发生区域淋巴结转移，大部分PTC患者在确诊时已存在颈淋巴结转移。PTC淋巴结转移常见原发灶同侧、沿淋巴引流路径逐站转移，其淋巴引流一般首先至气管旁淋巴结，然后引流至颈静脉链淋巴结（Ⅱ～Ⅳ区）和颈后区淋巴结（Ⅴ区），或沿气管旁向下至上纵隔（Ⅶ区）。Ⅵ区为最常见转移部位，随后依次为颈Ⅲ、Ⅳ、Ⅱ、Ⅴ区。同时，PTC淋巴结转移以多区转移为主，仅单区转移较少见。

(3) 远处转移 肺部是甲状腺癌常见的远处转移器官，甲状腺癌也可出现骨转移和颅内转移。分化型甲状腺癌较未分化型甲状腺癌或分化差的甲状腺出现远处器官转移的可能性低。

三、辅助检查

（一）实验室检查

1. 实验室常规检查

甲状腺癌实验室常规检查的目的是了解患者的一般状况以及是否适宜采取相应的治疗措施，包括血常规、肝肾功能等其他必要的实验室检查。如需进行有创检查或手术治疗的患者，还需要进行凝血功能等检查。甲状腺癌患者通常可伴有钙、磷和镁等离子的代谢异常，血清钙、磷、镁水平测定有助于甲状腺功能的评估。

2. 甲状腺激素检测

包括血液中四碘甲状腺原氨酸（T_4）、三碘甲状腺原氨酸（T_3）、游离T_4（FT_4）和游离T_3（FT_3）以及TSH的测定。TSH检测是明确甲状腺功能的重要初筛试验，临床普遍将TSH作为判断甲状腺功能紊乱的首要依据。所有甲状腺结节患者，特别是甲状腺癌高度疑似或确诊患者均应检测血清TSH水平。

3. 甲状腺自身抗体检测

自身免疫性甲状腺疾病相关的自身抗体主要有抗甲状腺球蛋白抗体（TgAb）、甲状腺过氧化物酶抗体（TPOAb）和TSH受体抗体（TRAb）。在DTC患者中，TgAb是血清甲状腺球蛋白的一个重要的辅助实验。

4. 甲状腺癌肿瘤标志物检测

包括甲状腺球蛋白（Tg）、降钙素（Ct）和癌胚抗原（CEA）。Tg是甲状腺产生的特异性蛋白，但血清Tg测定对甲状腺疾病病因诊断缺乏特异性价值。因此，临床上一般不将血清Tg测定用于DTC的术前诊断。DTC患者治疗后的随访阶段，血清Tg变化是判别患者是否存在肿瘤残留或复发的重要指标，可将血清Tg用于监测DTC术后的复发和转移。

（二）影像学检查

1. 超声检查

超声检查是甲状腺首选的影像学检查，推荐所有临床触诊或机会性筛查等方式发现甲状腺结节的患者均进行高分辨率颈部超声检查。颈部超声检查应确定甲状腺结节的大小、数量、位置、囊实性、形状、边界、钙化、血供及与周围组织的关系，同时评估颈部有无异常淋巴结及其部位、大小、形态、血流和结构特点等。

甲状腺结节恶性征象中特异性较高的为微小钙化、边缘不规则、纵横比＞1。其他恶性征象包括实性低回声结节、晕圈缺如、甲状腺外侵犯、伴有颈部淋巴结异常超声征象等。

颈部淋巴结异常征象主要包括淋巴结内部出现微钙化、囊性变、高回声、周边血流，此外还包括淋巴结呈圆形、边界不规则或模糊、内部回声不均、淋巴门消失或皮髓质分界不清等。

2. 电子计算机断层成像（CT）

CT扫描对评价甲状腺肿瘤的范围、与周围重要结构如气管、食管、颈动脉的关系及有无淋巴结转移有重要价值。由于甲状腺病变可侵入上纵隔或出现纵隔淋巴结肿大，故扫描范围应常规包括上纵隔。

四、诊断

主要根据临床表现，若甲状腺肿块质硬、固定，颈淋巴结肿大，或有压迫症状者，或存在多年的甲状腺肿块，在短期内迅速增大者，均应怀疑为甲状腺癌。

颈部超声是重要的辅助检查手段之一。细针抽吸活检是甲状腺结节或可疑淋巴结术前诊断的重要方法。血清降钙素测定可协助诊断髓样癌。

五、鉴别诊断

1. 甲状腺腺瘤

本病多见于20～30岁，多为单结节，边界清，表面光滑，生长缓慢，突然增大常为囊内出血，无颈淋巴结转移和远处转移。

2. 结节性甲状腺肿

多见于中年以上妇女，病程可长达数十年。常见两侧腺叶多发结节，大小不一，可有囊性变。肿物巨大可压迫气管，使气管移位，患者可出现呼吸困难；肿物压迫食管可出现吞咽困难。发生癌变概率较低，但可见于老年、肿物较大、病程较长的患者，表现为肿物增大的速度明显加快。

3. 亚急性甲状腺炎

可能由病毒感染引起，病期数周或数月，发病前常有呼吸道感染的病史，可伴有轻度发热，局部有疼痛，以吞咽时明显，可放射到耳部，甲状腺弥漫性增大，也可出现不对称的结节样肿物，肿物有压痛。本病为自限性疾病，约经数周的病程可自愈。少数患者需手术以排除甲状腺癌。

4. 慢性淋巴细胞性甲状腺炎（桥本甲状腺炎）

为慢性进行性双侧甲状腺肿大，有时与甲状腺癌难以区别，一般无自觉症状，自身抗体滴度升高。本病多采用保守治疗，对肾上腺皮质激素较敏感，有时需要手术治疗或少量X线放疗。

5. 纤维性甲状腺炎

甲状腺普遍增大，质硬如木，但常保持甲状腺原来的外形。常与周围组织固定并产生压迫症状，常与癌难以鉴别。出现气管压迫症状时可手术探查，并切除峡部。

六、分期

2018年，AJCC第八版TNM分期如下。

1. T：原发肿瘤

Tx：原发肿瘤不能评估。

T0：没有原发肿瘤证据。

T1：肿瘤最大径≤2cm，且在甲状腺内。

T1a：肿瘤最大径≤1cm，且在甲状腺内。

T1b：肿瘤最大径>1cm且≤2cm，且在甲状腺内。

T2：肿瘤最大径>2cm且≤4cm，且在甲状腺内。

T3：肿瘤最大径>4cm，且在甲状腺内；或任何大小的肿瘤伴有肉眼可见的腺外侵犯且只侵犯带状肌。

T3a：肿瘤最大径>4cm，且在甲状腺内。

T3b：任何大小的肿瘤伴有肉眼可见的侵犯带状肌的腺外侵犯（包括侵犯胸骨舌骨肌、胸骨甲状肌、甲状舌骨肌、肩胛舌骨肌）。

T4：肉眼可见的腺外侵犯且范围超出带状肌。

T4a：任何大小的肿瘤伴肉眼可见的腺外侵犯累及皮下软组织、喉、气管、食管、喉返神经。

T4b：任何大小的肿瘤伴肉眼可见的腺外侵犯累及椎前筋膜或包绕颈动脉或纵隔血管。

2. N：区域淋巴结

Nx：区域淋巴结不能评估。

N0：无证据表明存在区域淋巴结转移。

N1：区域淋巴结转移。

N1a：Ⅵ区和Ⅶ区淋巴结转移（气管前、气管旁、喉前/Delphian淋巴结、上纵隔淋巴结），可为单侧或双侧。

N1b：单侧、双侧或对侧的侧颈部淋巴结转移（Ⅰ、Ⅱ、Ⅲ、Ⅳ或Ⅴ区）或咽后淋巴结转移。

3. M：远处转移

M0：无远处转移。

M1：有远处转移。

4. 甲状腺癌 TNM 分期

(1) 乳头状或滤泡状癌（分化型）

① 年龄<55 岁

Ⅰ期：任何 T 任何 N M0。

Ⅱ期：任何 T 任何 N M1。

② 年龄≥55 岁

Ⅰ期：T1～2N0/x M0。

Ⅱ期：T1～2N1 M0、T3a～3b 任何 N M0。

Ⅲ期：T4a 任何 N M0。

ⅣA 期：T4b 任何 N M0。

ⅣB 期：任何 T 任何 N M1。

(2) 髓样癌（所有年龄组）

Ⅰ期：T1 N0 M0。

Ⅱ期：T2～3 N0 M0。

Ⅲ期：T1～3 N1a M0。

ⅣA 期：T4a 任何 N M0、T1～3 N1b M0。

ⅣB 期：T4b 任何 N M0。

ⅣC 期：任何 T 任何 N M1。

(3) 未分化癌（所有年龄组）

ⅣA 期：T1～3a N0/x M0。

ⅣB 期：T1～3a N1 M0、T3b～4 任何 N M0。

ⅣC 期：任何 T 任何 N M1。

七、甲状腺癌术后复发危险分层

2015 年美国甲状腺协会（ATA）推荐的复发风险分层如下。

1. 低复发风险

PTC，符合以下全部：无远处转移；所有肉眼所见肿瘤均被彻底切除；肿瘤未侵犯周围组织；肿瘤不是侵袭性的组织学亚型及未侵犯血管；若行^{131}I 治疗后全身显像，未见甲状腺床外摄碘转移灶显影；合并少量淋巴结转移（如 cN0），但是病理检查发现≤5 枚微小转移淋巴结，即转移灶最大直径均≤0.2cm；腺体内的滤泡亚型甲状腺乳头状癌；腺体内的分化型甲状腺滤泡癌合并被膜侵犯及伴或不伴轻微血管侵犯（<4 处）；甲状腺内微小乳头状癌不论是否多灶、是否伴有 BRAF V600E 阳性，都属于低风险分层。

2. 中风险分层

符合以下任一项：镜下见肿瘤侵犯甲状腺外软组织；侵袭性组织学表现（如高细胞、靴钉样、柱状细胞癌等）；伴血管侵犯的甲状腺乳头状癌；若行^{131}I 治疗后全身显像，可见颈部摄碘转移灶显影；淋巴结转移（cN1），病理检查发现>5 枚转移淋巴结，转移灶最大直径均<3cm；BRAF V600E 突变阳性的甲状腺腺内乳头状癌（直径 1～4cm）；BRAF V600E 突变阳性的多灶的甲状腺微小癌合并腺外浸润。

3. 高风险分层

符合以下任一项：明显的腺外浸润；癌肿未完整切除；证实存在远处转移；术后高 Tg 水平提示远处转移者；合并较大淋巴结转移（任何淋巴结转移灶直径≥3cm）；甲状腺滤泡癌广泛侵犯血管（>4 处血管侵犯）。

八、治疗

手术是除未分化癌以外各型甲状腺癌的基本治疗方法，并辅助应用放射性核素、甲状腺激素及外照射等治疗。

（一）手术治疗

包括甲状腺本身的手术以及颈部淋巴结清扫。

1. 分化型甲状腺癌的外科治疗

（1）原发灶的处理　肿瘤 T 分级为 T1、T2 的病变，多局限于一侧腺叶，建议行患侧腺叶及峡部切除。对于部分有高危因素的患者，也可行全甲状腺切除。这些高危因素包括：多灶癌、淋巴结转移、远处转移、家族史、幼年电离辐射接触史等。T3 病变肿瘤较大或已侵犯甲状腺被膜外肌肉，建议行全甲状腺切除。T4a 病变在切除甲状腺的同时需要切除受累的部分结构器官。

（2）淋巴结清扫　cN1a应清扫患侧中央区淋巴结。对于cN0的患者，如有高危因素（如T3～T4病变、多灶癌、家族史、幼年电离辐射接触史等），可考虑行中央区清扫淋巴结。术前评估或术中冰冻证实为N1b时行侧颈清扫。咽旁淋巴结、上纵隔淋巴结等特殊部位淋巴结在影像学考虑有转移时建议同期手术切除。

2. MTC的外科治疗

对于MTC，建议行全甲状腺切除。如为腺叶切除后确诊的MTC，建议补充甲状腺全切除。同时还需行颈部淋巴结清扫术。

3. 术后并发症诊治

（1）出血　多见于术后24小时以内。主要表现为引流量增多，呈血性，颈部肿胀，患者自觉呼吸困难。患者出现呼吸窘迫时应首先控制气道，急诊情况下可床旁打开切口，首先缓解血肿对气管的压迫。

（2）喉返神经、喉上神经损伤　一侧喉返神经损伤，术后同侧声带麻痹，出现声音嘶哑、饮水呛咳。双侧喉返神经损伤，术后可出现呼吸困难，危及生命，手术同期应行气管切开术，保证气道通畅。喉上神经损伤，患者术后声音变低沉。

（3）甲状旁腺功能减退　多见于全甲状腺切除术后。主要表现为术后低钙血症，患者出现手足发麻感、口周发麻感或手足搐搦，给予静脉滴注钙剂可缓解。对于暂时性甲状旁腺功能减退，可给予钙剂缓解症状，必要时加用骨化三醇。为减轻患者术后症状，可考虑预防性给药。永久性甲状旁腺功能减退者，需要终身补充钙剂及维生素D类药物。

（4）淋巴漏　常见于颈部淋巴结清扫后，表现为引流量持续较多，每日可达500～1000mL甚至更多，多呈乳白色不透明液，也称为乳糜漏。出现淋巴漏后，应保持引流通畅。首先可采取保守治疗，一般需禁食，给予肠外营养，数日后引流液可由乳白色逐渐变为淡黄色清亮液体，引流量也会逐渐减少。如果保守治疗1～2周无明显效果，则应考虑手术治疗。

（5）局部积液（血清肿） 甲状腺术后局部积液的发生率为1%～6%。手术范围越大其发生概率越高，主要与术后残留死腔相关。术区留置引流管有助于减少局部积液形成。治疗包括密切观察、多次针吸积液以及负压引流。

（二）TSH 抑制治疗

TSH 抑制治疗首选左甲状腺素（LT_4）口服制剂。治疗初期每间隔 4～6 周测定血清 TSH 及 FT_4，根据 TSH 及 FT_4 水平调整 LT_4 剂量，直至达到治疗目标。达标后 1 年内每 2～3 个月、2 年内每 3～6 个月、5 年内每 6～12 个月复查甲状腺功能，以确定 TSH 维持于目标范围。

DTC 病人术后 TSH 抑制治疗主要包括初治期和随访期两个阶段。初治期指病人行手术和^{131}I 等治疗手段后的 1 年内。2015 年美国甲状腺协会（ATA）推荐的初治期 TSH 的抑制目标如下。

（1）全甲状腺切除后，对于复发风险高危的病人，建议维持血清 TSH＜0.1mU/L。

（2）对于复发风险中危的病人，建议血清 TSH 水平维持在 0.1～0.5mU/L。

（3）对于血清甲状腺球蛋白（Tg）处于较低水平的低危病人，可将血清 TSH 水平维持在 0.1～0.5mU/L。

（4）对于血清 Tg 水平检测不到的低危病人，可将 TSH 水平维持在 0.5～2.0mU/L。

（5）对于行腺叶切除术的低危病人，可将血清 TSH 水平维持在 0.5～2.0mU/L。

2015 年美国甲状腺协会（ATA）将甲状腺癌治疗疗效反应分为疗效满意（抑制性 Tg＜0.2μg/L 或刺激性 Tg＜1μg/L，影像学检查阴性）、疗效不确切（抑制性 Tg＜1μg/L，刺激性 Tg＜10μg/L，TgAb 水平稳定或下降，影像学检查有非特异性影像学表现或碘扫描示甲状腺床微弱摄碘）、生化疗效不佳（抑制性 Tg＞1μg/L 或刺激性 Tg＞10μg/L 或 TgAb 水平呈上升趋势，影像学价差阴性）和结构性疗效不佳（Tg 或 TgAb 呈任何水平，影像学检查存在结构性或功能性病变的证据）4 种类型。DTC 病人术后随访期 TSH 抑制目标如下。

（1）对于疗效满意或不确切，尤其是复发风险低危的病人，血清 TSH 水平可维持在 0.5～2.0mU/L。

（2）对于疗效满意但初始复发风险为高危的病人，应将血清 TSH 水平维持在 0.1～0.5mU/L，5 年之后动态监测复发风险，适当降低 TSH 抑制程度。

（3）对于生化疗效不佳（即血清 Tg 水平异常升高）的病人，综合考虑其初始复发风险分层、Tg 水平及 Tg 随时间变化的趋势以及 TSH 抑制治疗的不良反应风险。

① TSH 抑制无风险或未知风险的病人血清 TSH 应维持＜0.1mU/L。

② 不良反应低、中风险的病人血清 TSH 应维持在 0.1～0.5mU/L。

③ 不良反应低、高风险的病人血清 TSH 应维持在 0.5～2.0mU/L。

（4）对于结构疗效不佳（影像学检查发现可疑病灶）的病人，在没有特殊禁忌证的情况下建议维持血清 TSH＜0.1mU/L；对于 TSH 抑制不良反应低、高风险的病人，血清 TSH 应维持在 0.1～0.5mU/L。

（三）^{131}I 治疗

^{131}I 治疗的目的包括清甲治疗（清除甲状腺癌术后残留甲状腺组织）、辅助治疗（清除术后影像学无法证实的可能存在的转移或残留病灶）和清灶治疗（治疗术后已证实的、无法手术切除的局部或远处转移灶）。

复发风险分层为中、高危的 DTC 患者建议行^{131}I 清甲治疗，^{131}I 清甲治疗的剂量为 1.11～3.7GBq（30～100mCi），治疗前应停服 LT_4 2～4 周，使 TSH＞30mIU/L。

（四）全身治疗

1. 分子靶向治疗

对于进展较迅速，有症状的晚期放射性碘难治性分化型甲状腺癌患者，可考虑使用多激酶抑制剂索拉非尼。索拉非尼在我国获批的适应证是：局部复发或转移的进展性的放射性碘难治性分化型甲状腺癌。

对于进展较迅速、无法手术的晚期 MTC，国内已批准使用的靶向治疗药物为安罗替尼。

2. 化学治疗

对于ⅣA 期和ⅣB 期 ATC，可考虑在放疗基础上加用化疗。对于ⅣC 期甲状腺未分化癌，可考虑给予全身化疗。

（五）放射治疗

外照射放疗（EBRT）主要为术后放射治疗，仅在很小一部分患者中使用。

高分化 PTC 和 FTC 放射治疗的指征包括：①肿瘤肉眼残存明显而且不能手术切除，单纯依靠放射性核素治疗不能控制者；②术后残存或复发病灶不吸碘者。

对手术不能全切或复发的 MTC 患者，可考虑外放射治疗。

第四节　甲状腺结节

甲状腺结节是指甲状腺内由甲状腺细胞的异常、局灶性生长引起的离散病变。甲状腺结节很常见，女性多于男性，一般人群通过触诊的检出率为 3%～7%，借助高分辨率超声的检出率可高达 20%～76%。8%～16%的甲状腺结节为恶性，即甲状腺癌。

一、临床表现

大多数甲状腺结节没有临床症状。合并甲状腺功能异常时，可出现相应的临床表现。部分患者由于结节压迫甲状腺周围组织，出现声音嘶哑、压迫感、呼吸困难和吞咽困难。

提示可能恶性的相关体征包括结节生长迅速、排除声带病变而持续性声音嘶哑或发音困难、结节形状不规则、与周围组织粘连固定、颈部淋巴结病理性肿大。

二、辅助检查

1. 实验室检查

所有的甲状腺结节均应检测血清 TSH、游离甲状腺素（FT4）和游离三碘甲状腺原氨酸（FT3），明确是否甲状腺功能异常。怀疑甲状腺髓样癌（MTC）时测定血清降钙素，典型病例降钙素＞100pg/mL。

2. 影像学检查

（1）超声检查　对所有已知或怀疑的甲状腺结节患者均首选超声检查。超声检查可协助鉴别甲状腺结节的良恶性，并预测其恶性风险。

（2）甲状腺核素显像　甲状腺结节伴有血清 TSH 降低时，应行甲状腺 ^{131}I 或 ^{99m}Tc 核素显像，判断结节是否有自主摄取功能。核素显像“热结节”，提示为甲状腺自主功能结节，恶性风险低。

3. 超声引导下的 FNAB 和粗针活检（CNB）

（1）超声引导甲状腺结节 FNAB 的适应证（符合以下条件之一）

① C-TIRADS 3 类的甲状腺结节，最大径≥2cm。

② C-TIRADS 4A 类的甲状腺结节，最大径≥1.5cm。

③ C-TIRADS 4B～5 类的甲状腺结节，最大径≥1cm。

④ 定期观察的甲状腺结节实性区域的体积增大 50％以上或至少有 2 个径线增加超过 20％（且最大径＞0.2cm）的患者。

⑤ 最大径＜1cm 的 C-TIRADS 4B～5 类甲状腺结节若存在以下情况之一，需行 FNAB。

a. 拟行手术或消融治疗前。

b. 可疑结节呈多灶性或紧邻被膜、气管、喉返神经等。

c. 伴颈部淋巴结可疑转移。

d. 伴血清降钙素水平异常升高。

e. 有甲状腺癌家族史或甲状腺癌综合征病史。

（2）超声引导甲状腺结节 CNB 的适应证　细胞学诊断为 Bethesda Ⅰ类或Ⅲ类、考虑淋巴瘤、转移癌或不能明确分类需要免疫组织化学方法辅助诊断的甲状腺病变。

三、随访

超声表现不符合 FNAB 标准的甲状腺结节，每隔 6～12 个月随访；暂未接受治疗的可疑恶性或恶性结节，可以缩短随访间隔。细胞学良性的甲状腺结节，如果超声表现高度怀疑恶性，建议在 12 个月内再次行 FNAB。

四、良性甲状腺结节的治疗方法

多数良性甲状腺结节仅需定期随访，无须特殊治疗。

1. 手术治疗

符合下列手术适应证的良性甲状腺结节患者可选择手术治疗。

（1）出现与结节明显相关的局部压迫的临床症状。

（2）结节进行性生长，临床考虑有恶变倾向或合并甲状腺癌高危因素。

（3）肿物位于胸骨后或纵隔内。

（4）合并甲亢，内科治疗无效，以及甲状腺自主性高功能腺瘤（TA）和毒性多结节性甲状腺肿（TMNG）。

2. 其他治疗

（1）甲状腺结节患者应保证适量碘摄入。

（2）不推荐对甲状腺功能正常的良性甲状腺结节患者行 TSH 抑制治疗。

（3）具有自主摄取功能的良性甲状腺结节可行 ^{131}I 治疗，特别是伴有甲亢的结节。如 ^{131}I 治疗 4～6 个月后甲亢仍未缓解、结节无明显缩小，可考虑再次给予^{131}I治疗或采取其他治疗方法。

（4）对于进行性增大、有压迫症状、影响外观或思想顾虑过重影响正常生活，且不愿意接受手术的甲状腺良性结节患者，消融治疗是一种可选择的治疗方法。消融治疗前必须进行FNAB或CNB，且明确结节为良性。

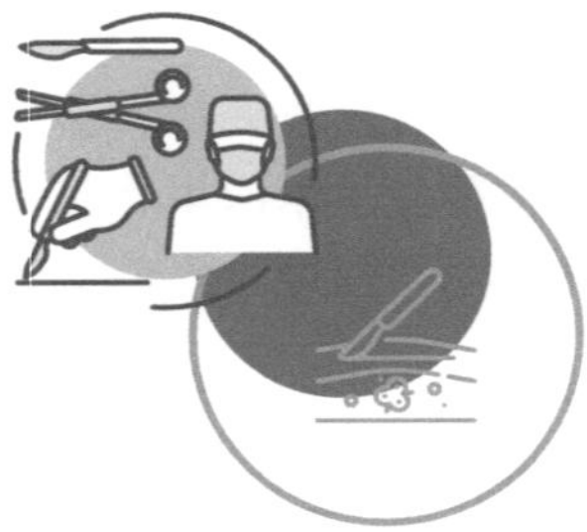

· 第四章 ·

乳腺疾病

第一节　急性乳腺炎

急性乳腺炎是乳腺的急性化脓性感染，多发生于产后哺乳期的妇女，尤以初产妇更为多见，往往发生在产后 3～4 周。

一、病因

（1）乳汁淤积和细菌感染　患者多见于产后哺乳的妇女，其中尤以初产妇为多。病原菌大都是金黄色葡萄球菌，链球菌少见。

（2）乳房外伤　乳房受创伤后，可导致脂肪坏死和乳房血肿，为细菌繁殖提供了场所。创伤后 1 周至数月可出现感染表现，病理表现为炎性细胞浸润。

（3）乳房整形美容　随着注射隆乳术在临床应用的逐渐增多，注射隆乳术后哺乳期急性乳腺炎也时有发生。

二、病理

急性乳腺炎有不同程度的病理变化，从单纯炎症开始，到严重的乳腺蜂窝织炎，最后形成乳腺脓肿。

三、临床表现

发病前可有乳头皲裂现象或有乳汁淤积现象，继而在乳腺的某一部位有胀痛和硬节，全身感觉不适，疲乏无力，食欲差，头痛发热，甚至寒战高热。部分患者往往以发热就诊，查体时才发现乳腺有胀痛和硬结。此时如未适当治疗，病变进一步加重，表现为患侧乳腺肿大，有波动性疼痛。发炎部位多在乳腺外下象限，并有持续性寒战高热，检查可见局部充血肿胀，皮温增高，触痛明显，可有界限不清之肿块。常在短期内由蜂窝织炎形成脓肿。患侧淋巴结可肿大，白细胞计数增高。

四、诊断

（1）临床表现　患者感觉乳腺疼痛，局部红肿、发热，可有寒战、高热，脉搏快，患者腋窝淋巴结肿大、压痛。脓肿形成后有波动感。发生在哺乳期的急性乳腺炎诊断比较容易，所以应做到早期诊断，使炎症在初期就得到控制。隆乳术后出现乳房红肿疼痛者也应注意检查是否并发感染。

（2）实验室检查　血常规检查白细胞计数增高。

（3）乳腺B超　较表浅的脓肿可触及局部波动感，深部脓肿往往发现困难，需要辅助检查证实。B超检查简便易行，诊断准确率高，无创，为首选方法。

（4）穿刺检查　疑有脓肿形成时可用粗针穿刺，是传统的、确实可靠的方法。

五、鉴别诊断

（1）炎性乳腺癌　本病是一种特殊类型的乳腺癌。多发生于年轻妇女，尤其在妊娠或哺乳期。其皮肤颜色为一种特殊的暗红或紫红色。皮肤肿胀，呈橘皮样。患者的乳腺一般并无明显的疼痛和压痛，全身炎症反应较轻，或完全缺如。在乳腺内有时可触及无痛性肿块，同侧腋窝淋巴结常有转移性肿大。

（2）晚期乳腺癌　晚期乳腺癌一般并不发生在哺乳期，除了皮肤红肿和皮下硬结外无其他局部炎症表现，尤其没有乳腺炎的全身表现。晚期乳腺癌的局部表现往往非常突出，如皮肤粘连、乳头凹陷、乳头方向改变等，都不是急性乳腺炎的表现。腋窝淋巴结的转移性肿大也较乳腺炎的淋巴结肿大更为明显。

六、治疗

炎症较轻时，健侧乳房可正常哺乳，患侧乳房应停止哺乳，并以吸乳器吸尽乳汁，促使乳汁通畅排出。

若感染严重或脓肿引流后并发乳瘘，应停止哺乳。可口服溴隐亭或己烯雌酚，或肌内注射苯甲酸雌二醇。患侧乳腺应立即停止哺乳，并用吸乳器吸净乳汁。停止授乳后可应用吸奶器将乳汁吸净，使其不至于淤积乳房内而加重感染。

未形成脓肿时，早期经验性应用青霉素治疗。对青霉素过敏者可用红霉素。若已形成脓肿，应穿刺抽吸脓液并做细菌培养及药敏试验，根据药敏试验结果选择敏感抗生素。注意避免使用四环素、氨基糖苷类、喹诺酮类、磺胺类和甲硝唑等药物，以防止药物经乳汁进入婴儿体内造成损害。

已有脓肿形成者应及时切开引流。乳腺脓肿切开引流的方法主要根据脓肿的位置而定：①乳晕范围内的脓肿大多比较表浅，在局部麻醉下沿乳晕与皮肤的交界线做弧状切口，可不伤及乳头下的大导管。②较深的乳腺脓肿，最好在浅度的全身麻醉下，于波动感和压痛明显处，以乳头为中心、乳晕以外做放射状切口，可不伤及其他正常组织。③脓腔在乳腺深部，特别是在乳腺下部，则切口最好做在乳腺和胸壁所形成的皱襞上，然后沿着胸大肌筋膜面向上、向前探查，极易到达脓腔部位；此种切开引流既通畅，愈合后也无明显的瘢痕，但对肥大而悬垂的乳房不适用。

第二节　乳腺囊性增生病

乳腺囊性增生病亦称乳腺病、乳腺小叶增生症、乳腺结构不良症、纤维囊性病。常见于中年女性，青年女性及绝经后妇女少见。临床表现主要为乳房肿块和乳痛。

一、病因

本病是因雌激素、孕激素比例失调导致乳腺实质增生过度和复旧不全，或因部分乳腺实质中女性激素受体的质和量异常，使乳腺各部分的增生程度参差不齐。

二、病理

其病理形态表现多样，增生可发生于腺管周围并伴有大小不等的囊肿形成，囊内含淡黄色或棕褐色液体；或腺管内表现为不同程度的乳头状增生，伴腺管囊性扩张。

三、临床表现

1. 乳痛

不规律的乳痛是本病的特点。乳房胀痛可以为一侧或双侧，可以是持续性，也可以是周期性，一般于月经前明显，月经后减轻，严重者整个月经周期都有疼痛。

2. 乳头溢液

多为草黄色浆液、棕色、浆液血性甚至纯血液。一般为单侧，未经按压而自行排出。

3. 乳房肿块

查体可于单侧或双侧乳房内触及弥漫性或局限性增厚，也可触及肿块，多质韧，与周围正常乳腺组织分界不清，但与皮肤无粘连。常见肿块有以下几种表现。

（1）单一肿块　呈厚薄不等的团块状，数目不定，长圆形或不规则形，有立体囊样感，中等硬度，有韧性，可自由推动，不粘连，边缘多数清楚，表面光滑或呈颗粒状，软硬不一。

（2）乳腺区段型结节肿块　结节的形态按乳管系统分布，近似三角形，底位于乳房边缘，尖朝向乳头，或为不规则团块，或为中心部盘状团块，或为沿乳管走向的条索状。

（3）肿块分布弥漫型　肿块分布的范围超过 3 个象限或分散于整个或双侧乳腺内。

（4）多形状肿块　同乳腺内，有几种不同形态的肿块（片状、结节、条索、颗粒等），在同一部位或不同部位，甚至散在全乳房。

四、辅助检查

（1）X 线检查　可见多数大小不一的囊腔阴影，为蜂巢状，部分互相融合或重叠，囊腔呈圆形，大囊腔为卵圆形，边缘平滑，周围大或伴有透亮带。牵引乳头摄片，则发现弧形透亮区易变形，而由于皮下脂肪层变薄，故位于边缘的囊腔呈皱襞状。

（2）MRI 检查　表现为乳腺导管扩张，形状不规整，边界不清。

（3）B 超检查　超声检查显示增生部位不均匀的低回声区以及无回声的囊肿。

（4）肿块或囊肿穿刺　在乳房肿块上面，行多处细针穿刺并做细胞学检查，对诊断乳腺上皮增生症有较大价值。

（5）活检　对诊断不清，特别是难与恶性肿瘤相鉴别者，可行活检。

五、诊断与鉴别诊断

本病主要依据临床表现进行诊断，注意排除同时存在乳腺癌的可能，应嘱病人每隔 3～6 个月复查。

局限性乳腺增生肿块明显时，要与乳腺癌相鉴别。后者肿块更明确，质地偏硬，有时伴腋窝淋巴结肿大，影像学检查有助于两者的鉴别。

六、治疗

主要是对症治疗。指导病人调节情绪，疏肝理气的中药可缓解疼痛。若病人经过药物治疗，肿块无明显消退，或在观察过程中，局部病灶可疑恶变，应进行活组织检查。如有中重度不典型增生，同时有对侧乳腺癌或有乳腺癌家族史等高危因素者，可做单纯乳房切除术。

第三节　乳腺纤维腺瘤

乳腺纤维腺瘤是乳腺最常见的良性肿瘤，<30 岁女性人群最多见，高发年龄是 20～25 岁，其次为 15～20 岁和 25～30 岁。约 75％为单发，少数多发。乳腺纤维腺瘤自然病程较长，少数可自然消退或快速增大，多数病变缓慢长大或无变化。

一、病因

本病是由小叶内纤维细胞对雌激素的敏感性异常增高所致，可能与纤维细胞所含雌激素受体的量或质的异常有关。

二、病理

肿瘤多呈圆球形、结节形，多有完整的包膜，与周围界限清楚，切面呈灰白色，部分上皮成分较多的肿瘤可呈浅棕红色，半透明状，有黏液感，部分呈编织状结构，切面呈瘤实质外翻状。

镜下根据构成乳腺纤维腺瘤的纤维组织和腺管的形态不同分为以下几种类型。

① 管内型纤维腺瘤：包绕在腺管周围的纤维组织增生并挤压腺管，致使管腔变窄甚至消失，腺管形成弯曲的上皮性条索状，似包绕纤维组织于管内。

② 管周型纤维腺瘤：乳腺小叶结构消失，腺管弥漫散在分布于增生的纤维组织中。

③ 混合型纤维腺瘤：由以上两种病变混合形成。

三、临床表现

1. 无痛性肿块

多为无意中发现乳房无痛性肿块，如在洗澡时自己扪及。多为可活动肿物，质韧实，边界清楚，表面光滑，触诊有滑脱感，无触痛。肿瘤可发生在乳房任何部位，以外上象限多见。肿块增长缓慢，妊娠期间可见肿块明显增大，月经周期对肿块的大小无明显影响。

2. 分型

有人将乳腺纤维腺瘤进行临床分型，即普通型、青春型和巨大纤维腺瘤。

（1）普通型　最常见的类型，瘤体直径＜3.0cm。

（2）青春型　发生于青少年，常见于10～18岁。增长很快，大小达到对侧乳房的2～4倍，皮肤被扩张变得菲薄及乳头移位等。

（3）巨大纤维腺瘤　多发生在15～18岁和40～45岁的女性。巨大纤维腺瘤定义不统一，有直径＞5cm，或瘤重＞550g，或占据4/5乳腺面积等不同的规定。

四、辅助检查

（1）超声检查　超声下乳腺纤维腺瘤肿块多数呈圆形或椭圆形，边界清楚，形态规则，多有包膜，包膜薄而光滑，呈强回声，内部一般为弱至低回声，较大瘤体内常可见到条索状、细带状，亦可见到中等强度回声，散在分布。肿瘤内部可以发生变性，伴粗大不规则钙化，后方伴声影。若合并部分导管囊状扩张时，病灶内部可见小无回声暗区。

（2）X线检查　X线表现为圆形或卵圆形、边界光滑锐利的等密度或稍高密度阴影，内部均匀一致或有钙化影。

五、诊断与鉴别诊断

（1）基本可肯定诊断者　＜25岁未婚或未孕并具有上述典型临床表现者，即可诊断为乳腺纤维腺瘤。

（2）需进一步检查方能确诊者　年龄≥25岁，单发的乳腺肿块，触诊为肯定的乳腺肿块而非局限性增厚，但肿瘤边界欠清，或伴腋窝淋巴结肿大者，应选用以下一项或多项检查：首选乳腺超声检查，≥30岁者同时行乳腺X线摄影检查（MG），重点是与乳腺癌进行鉴别。必要时可行细针穿刺活检（FNA）与粗针穿刺活检（CNB）。

（3）必须行病理学检查方能确诊者　属于下列情况者，即使临床考虑良性，也不宜观察，应根据患者意愿和临床规范选择穿刺活检、真空辅助旋切活检（VAB）或切除活检。

① 患者年龄≥35岁。

② 乳腺影像检查有可疑恶性者（如BI-RADS4类）。

③ 有乳腺癌家族史者。

④ 单纯肿瘤同侧腋淋巴结肿大（无论质地如何）者。

⑤ FNA可疑阳性或有不典型增生者。

六、治疗

1. 随访观察

适用于大多数生长缓慢或无变化的纤维腺瘤病人，对于年轻（35岁以下）病人，尤其是25岁以下病人。推荐的观察频率为每6个月1次，推荐的检查方法为触诊结合彩色超声。对于>35岁的病人，推荐增加乳腺X线摄影检查作为随访检查手段。

在随访过程中发现肿瘤生长迅速时，建议结束随访观察，接受外科干预。生长迅速的标准为（满足下列1项）：①6个月内肿瘤最大直径增长≥20%；②<50岁的病人肿瘤最大直径每月增长≥16%；③≥50岁病人肿瘤最大直径每月增长≥13%。

2. 外科干预

（1）手术指征

① 在随访过程中发现肿瘤生长迅速（6个月内肿瘤最大直径增长≥20%；<50岁的病人肿瘤最大直径每月增长≥16%；≥50岁病人肿瘤最大直径每月增长≥13%）。

② 随访过程中乳腺影像报告和数据系统（BI-RADS）分类升高。

（2）切开法肿瘤切除术　切开法肿瘤切除术是直观有效的治疗

方式，适用于较大的纤维腺瘤或依据医生判断适合选择切开法的病人。

（3）真空辅助微创旋切术　真空辅助微创旋切术可在超声或X线引导下进行，具有表皮创伤小、外形美观的特点，也是安全有效且耐受性良好的治疗方式。该法适用于肿瘤直径≤3cm的病人。

禁忌证包括：

① 有出血倾向、凝血机制障碍等造血系统疾病；

② 妊娠期、哺乳期；

③ 有感染性疾病；

④ 乳腺较小且病灶靠近乳头、腋窝或胸壁不易完全切除；

⑤ 乳腺假体植入术后。

（4）微波或射频消融治疗　具有微创、并发症少等特点。不推荐对直径＞3.0cm、肿瘤距离胸大肌或皮肤＜0.5cm、年轻且有哺乳需求的中央区肿瘤采用消融治疗。

第四节　乳腺癌

乳腺癌是女性常见的恶性肿瘤之一，发病率位居女性恶性肿瘤的首位，严重危害妇女的身心健康。目前，通过采用综合治疗手段，乳腺癌已成为疗效最佳的实体肿瘤之一。

一、乳腺癌筛查

一般风险人群乳腺癌筛查的起始年龄为40岁，建议每1～2年进行1次乳腺X线检查，对致密型乳腺（乳腺X线检查提示腺体为c型或d型）推荐与B超检查联合。

乳腺癌高危人群可将筛查起始年龄提前到40岁之前，推荐每年1次乳腺X线检查，每6～12个月1次乳腺超声检查和乳腺体检，必要时联合MRI检查。

存在下列情况之一者被认为是罹患乳腺癌的高危人群。

（1）有明显的乳腺癌遗传倾向者，主要判断内容如下。

① 一级亲属（母亲、女儿及姐妹）有乳腺癌或卵巢癌史。

② 二级亲属（姑、姨、祖母和外祖母）50 岁前患乳腺癌 2 人及以上。

③ 二级亲属 50 岁前患卵巢癌 2 人及以上。

④ 至少 1 位一级亲属携带已知 BRCA1/2 基因致病性遗传突变，或自身携带 BRCA1/2 基因致病性遗传突变。

（2）既往有乳腺导管或小叶不典型增生或小叶原位癌（LCIS）的患者。

（3）既往 30 岁前接受过胸部放疗。

（4）根据评估对象的年龄、种族、初潮年龄、初产年龄、个人乳腺疾病史、乳腺癌家族史和乳腺活检次数等多个风险因子，利用 Gail 模型进行罹患乳腺癌风险评估。如果受试者 5 年内发病风险≥1.67%，则被认为是高风险个体。

二、临床表现

早期乳腺癌不具备典型症状和体征，常通过体检或乳腺癌筛查发现。以下为乳腺癌的典型体征，多在癌症中期和晚期出现。

1. 乳腺肿块

80%的乳腺癌患者以乳腺肿块为首诊。患者常无意中发现肿块，多为单发，质硬，边缘不规则，表面欠光滑。大多数乳腺癌为无痛性肿块，仅少数伴有不同程度的隐痛或刺痛。

2. 乳头溢液

非妊娠期从乳头流出血液、浆液、乳汁、脓液，或停止哺乳半年以后仍有乳汁流出者，称为乳头溢液。引起乳头溢液的原因很多，常见的疾病有导管内乳头状瘤、乳腺增生、乳腺导管扩张症和乳腺癌。单侧单孔的血性溢液应进一步行乳管镜检查，若伴有乳腺肿块更应重视。

3. 皮肤改变

乳腺癌引起皮肤改变可出现多种体征，最常见的是肿瘤侵犯乳房悬韧带（又称库珀韧带）后与皮肤粘连，出现酒窝征。若癌细胞阻塞了真皮淋巴管，则会出现橘皮样改变。乳腺癌晚期，癌细胞沿淋巴管、腺管或纤维组织浸润到皮内并生长，形成皮肤卫星结节。

4. 乳头、乳晕异常

肿瘤位于或接近乳头深部，可引起乳头回缩。肿瘤距乳头较远，乳腺内的大导管受到侵犯而短缩时，也可引起乳头回缩或抬高。乳头乳晕湿疹样癌即佩吉特病，表现为乳头皮肤瘙痒、糜烂、破溃、结痂、脱屑，伴灼痛，甚至乳头回缩。

5. 腋窝淋巴结肿大

隐匿性乳腺癌体检摸不到乳腺肿块，常以腋窝淋巴结肿大为首发症状。初期可出现同侧腋窝淋巴结肿大，肿大的淋巴结质硬、散在、可推动。随着病情发展，淋巴结逐渐融合，并与皮肤和周围组织粘连、固定。晚期可在锁骨上和对侧腋窝摸到转移的淋巴结。

三、影像学检查

1. 乳腺 X 线摄影

乳腺疾病的最基本检查方法，适用于筛查性人群及诊断性患者的乳腺检查。对 40 岁以下、无明确乳腺癌高危因素或临床查体未见异常的妇女，不建议首先进行乳腺 X 线检查。

2. 乳腺超声

超声检查适用于所有疑诊乳腺病变的人群。常规超声检查可以早期、敏感地检出乳腺内可疑病变。

3. 乳腺 MRI 检查

乳腺 MRI 检查能显示多病灶、多中心或双侧乳腺癌病灶，并能同时显示肿瘤与胸壁的关系、腋窝淋巴结转移情况等，为制订手术方案提供更可靠的依据。

四、鉴别诊断

乳腺癌需与乳腺增生、纤维腺瘤、囊肿、导管内乳头状瘤、乳腺导管扩张症（浆细胞性乳腺炎）、乳腺结核等良性疾病，与乳房恶性淋巴瘤、间叶源性肉瘤以及其他部位原发肿瘤转移到乳腺的继发性乳腺恶性肿瘤进行鉴别诊断。

五、分期

国际抗癌协会建议的 T（原发癌瘤）、N（区域淋巴结）、M（远处转移）分期法如下。

T0：原发癌瘤未查出。

Tis：原位癌（非浸润性癌及未查到肿块的乳头湿疹样乳腺癌）。

T1：癌瘤直径≤2cm。

T2：癌瘤直径＞2cm 且≤5cm。

T3：癌瘤直径＞5cm。

T4：癌瘤大小不计，但侵及皮肤或胸壁（肋骨、肋间肌、前锯肌），炎性乳腺癌亦属之。

N0：同侧腋窝无肿大淋巴结。

N1：同侧腋窝有肿大淋巴结，尚可推动。

N2：同侧腋窝肿大淋巴结彼此融合，或与周围组织粘连。

N3：有同侧胸骨旁淋巴结转移，或有同侧锁骨上淋巴结转移。

M0：无远处转移。

M1：有远处转移。

根据以上情况进行组合，可把乳腺癌分为以下各期。

0 期：Tis N0 M0。

Ⅰ期：T1 N0 M0。

Ⅱ期：T0～1 N1 M0。
T2 N0～1 M0。
T3 N0 M0。

Ⅲ期：T0～2 N2 M0。
T3 N1～2 M0。
T4 任何 N M0。
任何 T N3 M0。

Ⅳ期：包括 M1 的任何 TN。

六、分型

1. 病理分型

（1）非浸润性癌　包括导管内癌（癌细胞未突破导管壁基底膜）、小叶原位癌（癌细胞未突破末梢乳管或腺泡基底膜）及乳头湿疹样乳腺癌（伴发浸润性癌者不在此列）。此型属早期，预后较好。

（2）浸润性特殊癌　包括乳头状癌、髓样癌（伴大量淋巴细胞浸润）、小管癌（高分化腺癌）、腺样囊性癌、黏液腺癌、大汗腺样癌、鳞状细胞癌等。

（3）浸润性非特殊癌　包括浸润性导管癌、浸润性小叶癌、硬癌、髓样癌（无大量淋巴细胞浸润）、单纯癌、腺癌等。此型是乳腺癌中最常见的类型，判断预后尚需结合其他因素。

（4）其他罕见癌。

2. 分子分型

根据雌激素受体（ER）、孕激素受体（PR）、人表皮生长因子受体 2（HER2）和细胞核增殖抗原（Ki-67）进行乳腺癌分子分型。

（1）Luminal A 型　ER 阳性，PR 阳性且 PR 高表达（＞20%），HER2 阴性，Ki-67 低表达（＜14%）。

（2）Luminal B 型

① 管腔 B 型（HER2 阴性）：ER 和（或）PR 阳性，HER2 阴性，且 Ki-67 高表达（≥14%）或 PR 低表达（≤20%）。

② 管腔 B 型（HER2 阳性）：ER 和（或）PR 阳性，HER2 阳性（蛋白过表达或基因扩增），任何状态的 Ki-67。

（3）HER2 过表达型　HER2 阳性（蛋白过表达或基因扩增），ER 和 PR 阴性。

（4）基底样型　ER 阴性，PR 阴性，HER2 阴性。

七、治疗

对早期乳腺癌患者，手术治疗是首选。全身情况差、主要脏器有严重疾病、年老体弱不能耐受手术者属手术禁忌。

（一）非浸润性乳腺癌

1. 小叶原位癌

小叶原位癌（LCIS）发展为浸润性癌的风险相对较小，具有癌变间期长、双侧乳房和多个象限发病的特点。穿刺活检发现 LCIS 和非典型小叶增生（ALH）后行病灶切除活检。LCIS 患者病灶切除后，如果没有合并其他癌变，可以考虑随访观察。LCIS 病灶切除后，为降低浸润性、ER 阳性乳腺癌风险，绝经前患者结合 ER 状态可予他莫昔芬（20mg/d）治疗 5 年；绝经后患者结合 ER 状态给予雷洛昔芬（60mg/d）治疗 5 年。

2. 乳腺导管内原位癌

乳腺导管内原位癌（DCIS）又称导管内癌，DCIS 可能是 IDC 的前驱病变，DCIS 不经治疗最终可能会发展为 IDC。全乳切除术对 98%的 DCIS 患者是一种治愈性处理方法。近年来的研究发现，保乳手术（不包括腋窝淋巴结清扫）＋全乳放疗与乳房切除术有相似的生存率。有行保乳手术意愿的患者，如切缘阳性可再次扩大切除，乳房肿瘤切除术不能做到切缘阴性时应行全乳切除。在全乳切除或肿瘤再次扩大切除时发现有浸润性病变的患者，应按照浸润性癌的原则进行处理（包括淋巴结分期）。

（二）浸润性乳腺癌

1. 保乳手术加放射治疗

（1）保乳治疗的适应证　主要针对具有保乳意愿且无保乳禁忌证的患者。

① 临床Ⅰ期、Ⅱ期的早期乳腺癌：肿瘤大小属于 T1 和 T2 分期，且乳房有适当体积，肿瘤与乳房体积比例适当，术后能够保持良好的乳房外形的早期乳腺癌患者。

② 临床Ⅲ期患者（炎性乳腺癌除外）：经术前治疗降期后达到保乳手术标准时也可以慎重考虑。

（2）保乳治疗的绝对禁忌证

① 妊娠期间放疗。对于妊娠期妇女，保乳手术可以在妊娠期完成，而放疗可以在分娩后进行。

② 病变广泛，且难以达到切缘阴性或理想的保乳外形。

③ 弥漫分布的恶性特征钙化灶。

④ 肿瘤经局部广泛切除后切缘阳性，再次切除后仍不能保证病理学检查切缘阴性者。

⑤ 患者拒绝行保留乳房手术。

⑥ 炎性乳腺癌。

（3）全乳放疗　原则上接受保留乳房手术的患者均需要接受放射治疗。无辅助化疗的患者术后放疗建议在手术后 8 周内进行，不推荐术后 4 周内开始放疗。接受辅助化疗的患者应在末次化疗后 2～4 周内开始放疗。内分泌治疗与放疗可以同期或在放疗后开展。曲妥珠单抗治疗患者只要放疗前心功能正常，可以与放疗同时进行。

2. 全乳切除

乳腺癌根治术应包括整个乳房、胸大肌、胸小肌及腋窝Ⅰ组、Ⅱ组、Ⅲ组淋巴结的整块切除，在肿瘤侵犯胸大肌、胸小肌时采用此术式。改良根治术主要是保留胸大肌、胸小肌的术式，因保留了胸肌，术后外观效果较好，是目前常用的手术方式。临床腋淋巴结阳性者常规行腋淋巴结清扫术（ALND），临床腋淋巴结阴性者可先行前哨淋巴结活检术（SLNB），视情况进行乳房重建。全乳切除术后，对原发肿瘤直径≥5cm，或腋淋巴结转移≥4 个，或 1～3 个淋巴结转移伴有高危因素者需应用放疗。手术后可根据患者复发和转移风险采取全身化疗、内分泌治疗等。

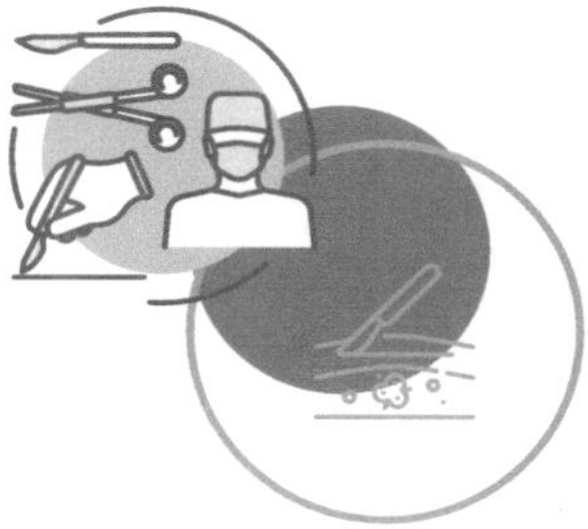

·第五章·

肺疾病

第一节　肺囊肿

肺囊肿指的是位于正常肺组织内的异常囊腔，含气或不含气。可为先天性或者后天获得性。本节所讨论的肺囊肿是指由先天原因导致的位于肺组织内的异常囊腔。

由于先天原因导致的，发生于肺部的囊肿，根据胚胎发生的不同又可分为两类，一是属于“肺芽畸形”的先天性肺囊肿，是一种局部肺实质发育异常，主要指先天性支气管肺囊肿，囊壁结构为支气管组织，根据囊肿数目可分为单发和多发两种，根据部位可分为中央型和周围型。二是属于“支气管肺前肠畸形”的支气管囊肿。

一、先天性肺囊肿

1. 临床表现

根据肺囊肿的大小、数目、对邻近脏器的影响程度，有无感染及破裂等并发症的存在，而表现不同的症状。较小的闭合性囊肿，无继发感染者，常无症状，多在X线检查时偶尔发现；较大囊肿可压迫周围组织，引起胸痛、咳嗽、呼吸困难。有的小儿患巨大肺囊肿，占满整个一侧胸腔，或因患儿猛烈啼哭，或成人因外伤使囊肿破裂，形成张力性气胸，则发生严重呼吸困难、发绀。如囊肿继发感染，则出现高热、咳嗽、咳脓痰、咯血等，类似支气管扩张、肺脓肿的症状。查体时，较大含液囊肿，局部叩诊为实音，含气囊肿则为鼓音，听诊呼吸音减弱或消失。

巨大的囊肿与相通的支气管有活瓣作用，形成张力性囊肿时，是肺囊肿的一种并发症，常发生于婴儿期和较早儿童期，症状突然发作，出现喘息、呼吸困难和发绀。张力性囊肿与气胸不易鉴别，在引流时肺囊肿不塌陷。

2. 实验室检查和特殊检查

X 线检查：不同类型有不同的 X 线特征。单发和多发肺囊肿为圆形或卵圆形密度均匀的致密阴影。根据与支气管相通的情况，囊内有气液平面或薄壁气囊阴影，边缘光滑锐利，周围肺组织无浸润现象，深呼吸或变换体位时，囊肿的形态及大小可能改变。张力性囊肿不仅挤压周围肺组织，且压迫纵隔向对侧移位。

3. 诊断和鉴别诊断

诊断主要基于病史和影像学检查确定。需鉴别诊断的疾病如下。

（1）肺大疱　婴幼儿在金黄色葡萄球菌所致的肺炎中，因肺的支架结构断裂及支气管末端梗阻，出现活瓣作用而在肺内形成透亮囊性阴影时，应考虑为肺大疱。肺大疱的大小及位置可发生变动。肺大疱的囊壁菲薄，边缘稍显模糊，多为单发。疱内极少有液平面，多位于肺的深部，肺炎痊愈后可自行消退。

（2）先天性膈疝　先天性肺囊肿可误诊为膈疝，而错误地行开腹探查术，应仔细阅读 X 线片进行鉴别。膈疝在胸片的透亮影，从腹腔到胸腔有连续性；反之，肺囊肿有膈肌相隔，并不相连。胸腹膜裂孔疝，有时在胸内形成局限性透亮影，须特别注意鉴别。

（3）结核性净化空洞　可为薄壁空洞，形似囊肿。结核空洞多在肺上叶内，空洞周围有结核浸润阴影，邻近常有卫星病灶。

（4）肺脓肿净化空洞　多为不规则状，壁较厚，周围有浸润阴影，多发者少见，好发于肺下叶。支气管造影可见支气管扩张、屈曲、狭窄，临床上有发热、咳脓痰、咯血等病史。

(5) 隔离肺　多在下叶肺后基底段内，为单个或多个圆形或卵圆形囊肿，与支气管相通时可见液平面，X线表现与肺囊肿基本一致，但其动脉支是来自降主动脉，做降主动脉造影可明确诊断。

4. 治疗

明确诊断后，不论囊肿大小，都应积极采取外科治疗。有感染者应在控制感染后手术。

肺切除是手术方式之一，亦可行囊肿切除术，应尽可能保留正常肺组织。较小的单发肺囊肿，可行肺段切除术，靠近肺边缘者，可采用囊肿切除术或楔形切除术。囊肿较大者或多发性囊肿，行肺叶切除术，多发性囊肿累及全肺时，行全肺切除术。

二、支气管囊肿

1. 临床表现

从婴幼儿到成人都可以发生支气管囊肿，各家报道的症状不同。大多数患病新生儿表现为威胁生命的呼吸道梗阻，必须紧急手术治疗以挽救生命。稍大的儿童和成人症状较轻，他们往往通过影像学检查偶然发现纵隔肿物呈支气管阻塞征象而得以诊断。

发生于纵隔的支气管囊肿最常见的主诉是胸痛、咳嗽、呼吸困难、发热、脓痰、食欲减退和吞咽困难，而病变在纵隔的患者症状更严重些；肺内囊肿患者常见症状为咳嗽、发热、呼吸困难和脓痰。

支气管囊肿引起的呼吸道梗阻多发生在颈部，这种梗阻好发于婴幼儿且多伴有急性呼吸道症状。横跨膈肌的支气管囊肿或表现为锁骨上肿物的支气管囊肿亦有文献报道。

总之，支气管囊肿好发于1岁以下的幼儿，特别是新生儿，通常引起严重的气道梗阻造成呼吸困难、呼吸急促、三凹征、鼻翼翕动和末梢肺气肿。在这个年龄组，病变几乎全部发生在纵隔。如果支气管囊肿直到儿童或成人期才得以诊断，往往是因为没有严重的呼吸道压迫，而胸痛、咳嗽、发热和脓痰是最常见的症状。约

33%年龄较大的患者可以完全无症状。

2. 辅助检查

（1）实验室检查　无特殊。

（2）影像学检查

① 胸部X线和CT：支气管囊肿最常表现为密度均匀的水样密度影。胸片的确诊率为80%～90%，作为首选检查效果很好。目前，CT检查是最佳确诊方法，诊断的准确率几乎达100%。CT主要表现为界限清楚的单房或多房性肿块，密度均匀，CT值0～60HU。偶尔囊肿内充满气体，提示与支气管有交通。

② 支气管镜：也是支气管囊肿的有效检查手段之一，它可以发现支气管的受压。有时发现囊肿与支气管树以瘘管相交通的证据，可以直接发现瘘管或仅看到引流到支气管中的脓性黏液。

如果临床怀疑支气管囊肿时应先行胸部X线片检查，之后行胸部CT检查。这些检查几乎可以100%发现病变并显示准确的解剖位置。支气管镜虽不是常规检查，但近1/3的患者可以发现支气管受压或囊肿-支气管瘘。

3. 诊断和鉴别诊断

诊断主要依靠影像学检查。先天性支气管囊肿误诊率高，易误诊为肺大疱或气胸，多为手术切除后才确诊，经病理学检查证实。

4. 治疗

支气管囊肿的治疗一般是开胸手术切除囊肿，胸部CT可以准确定位。开胸手术一般采用后外侧切口，隆突下病变一般取右侧开胸切口。通过双腔气管内插管使患侧肺萎陷，手术暴露更清楚。手术的目的是尽可能将囊肿彻底切除。但如果囊肿与气管或主支气管膜部严重粘连，或囊肿炎症严重，都可能使手术无法进行或风险增高。在这些情况下，可以打开囊肿，切除分泌黏液的内层。因为这样可以使囊肿内部不再因为分泌黏液而膨胀扩张，解决了气道受压的问题。当然，如果可能最好是完整切除囊肿，因为曾有个别报道囊肿会发生恶变。

成人的支气管囊肿可以完全无症状或仅有轻微不适。对成年人较小的、无症状的支气管囊肿只需定期复查胸片，只有较大的或不断增大的囊肿才需要手术治疗。

第二节 肺大疱

肺大疱是由肺泡组织破坏引起的肺实质内充满气体的空腔。

一、分型

(1) Ⅰ型（大疱的基底肺实质基本正常型） 约占所有肺大疱的20%，特点是分界清楚，常位于肺尖。大疱较大时会压迫周围肺组织，但患者症状相对较少，肺功能接近正常，巨大肺大疱可填充一侧胸腔。

(2) Ⅱ型（大疱伴弥漫性肺气肿或毁损肺） 约占所有肺大疱的80%，是基于弥漫性全肺泡型肺气肿局部加重，大疱常为多发，双侧，有宽的植入肺内的基底，且大小明显不同。其症状不仅与大疱的大小有关，而且与其周围肺气肿的严重程度有关。

二、临床表现

较小的单发肺大疱可无任何症状，仅能靠X线检查发现。

体积较大或多发的肺大疱，有胸闷、气短、呼吸困难等症状。

若肺大疱患者突然气急、咳嗽、呼吸困难、发绀、气管向健侧移位，患侧叩诊鼓音，呼吸音减弱或消失，多为因肺大疱破裂发生的自发性气胸。

肺尖部的大疱或大疱所在的肺组织可与胸顶粘连，如果粘连撕裂可有活动性出血。出血主要来自粘连带中的血管，并非疱壁破裂所致。如粘连带撕破胸内大血管，则出血情况更为严重，出血量一般在1500～3000mL。

三、辅助检查

实验室检查常无特殊。

肺功能检查：单纯肺大疱如与支气管不相通，肺量计测定肺容量在正常范围以内。第1秒用力呼气量（FEV_1）、第1秒用力呼气量/用力肺活量（FEV_1/FVC）、最大自主通气量（MVV）和弥散功能（DLco）均在正常范围内。

胸部X线检查是发现肺大疱最有效的方法，表现为病变区透亮度增高，呈圆形或类圆形，疱内不见肺纹理，肺泡壁常表现为纤细的发丝样阴影，系被压缩的肺结缔组织间隔或胸膜所形成。在胸片上常仅见部分肺泡壁。大疱可单发或多发，大小可改变。除大疱外，肺的其他部分可无异常发现，但也可有全小叶性肺气肿或其他表现，如尘肺等。肺大疱有感染时，可出现液平面。

四、诊断和鉴别诊断

诊断肺大疱，除上述症状、体征外，主要依靠X线检查。其特点是肺透光度增强，见大小不等、数目不一的薄壁空腔，内无肺纹理或有细索条状影。空腔大时可占据一个肺叶或一侧胸腔。占据一侧胸腔者，不易与气胸鉴别。同时有肺气肿者，还具有肺气肿的X线表现。应与气胸和支气管囊肿相鉴别。

五、治疗

外科手术是治疗肺大疱唯一有效的方法。可行肺大疱切除术或肺切除术。合并肺气肿者经选择可行肺减容术（LVRS），详见“肺气肿”的外科治疗。

1. 手术指征

（1）肺大疱存在已久，压迫周围健康肺组织，引起呼吸困难、咳嗽等临床症状者，或发生自发性气胸需行手术治疗者，及粘连带破裂出血，保守治疗无效者。由于粘连带破裂所导致的出血不易自止，所以一旦诊断确立而保守治疗效果甚微，应尽早剖胸手术。

（2）在肺气肿基础上形成的肺大疱，不可能自行愈合，以后还可能发生自发性气胸，影响心肺功能；或屡发气胸，都应积极考虑手术治疗。

2. 手术方法

手术要点是切除肺大疱，解除对肺组织的压迫，尽量保留健康肺组织。

（1）绝大多数的肺大疱均可在胸腔镜下通过肺楔形切除而完整切除。

（2）难以完整切除的肺大疱，可切开大疱，仔细缝合漏气部位，并切除多余的大疱壁，缝合切缘。

（3）位于深部肺组织内的肺大疱，除非巨大或合并感染，否则可不用处理。

（4）较小的或靠近肺门的肺大疱，难以楔形切除，可行结扎或缝扎等处理。

（5）如受累肺叶除肺大疱外几无正常肺组织，也可行肺叶切除。

第三节 肺脓肿

细菌引起肺实质局限性感染和坏死并有脓腔形成即为肺脓肿。化脓性细菌引起的肺脓肿多数因咽喉部感染性物质误吸所致。

一、临床表现

部分肺脓肿患者可有胸痛，呈持续性胸膜疼痛。

典型患者常有上呼吸道感染的病史，并有发热及感染中毒症状，较少有胸痛，咯血少，常见咳脓性痰，有时为腐败性脓痰。痰量可能很多也可能很少，颜色可有绿色、棕色、灰色或黄色，酱油色痰提示可能是阿米巴性肺脓肿。肺脓肿患者的痰多呈脓性，混有血液，痰量很多且有恶臭味。若将痰液存于容器内静置，可发现痰液分层，最底层为黄绿色沉淀，中间层为黏液，最上层为泡沫。

急性肺脓肿患者，常呈重病容，体温高，心动过速，呼吸增快，呼吸有臭味，受累肺部表面胸壁触诊可能有压痛。叩诊常发现浊音，呼吸音减低，不一定听到啰音。当肺脓肿与支气管相通时，可闻及管性呼吸音，此时还会听到干性及湿性啰音。

杵状指是许多慢性缺氧性肺部疾病经常存在的体征，肺脓肿患者很明显，在肺脓肿发作后 2 周就可能出现杵状指，随着肺脓肿痊愈，杵状指也逐渐消退。有的患者可在胸壁听到血管性杂音。

二、放射学检查

病初胸部 X 线表现缺乏肺脓肿的特征和气液平面，表现为某部分肺浸润，有或无肺不张。病变可累及一个肺段或多个肺段甚至整个肺叶。一旦肺脓肿与支气管相通，直立位或侧卧位胸片可发现气液平面，这是放射学上肺脓肿的特征性表现。

三、鉴别诊断

需要与化脓性肺脓肿相鉴别的有癌性空洞、肺结核空洞、合并支气管胸膜瘘的脓胸、肺囊肿感染、空洞性真菌感染、肺大疱合并感染。由于肺癌的发生率逐年增高，首先要鉴别的是肺癌，特别是中年男性吸烟者。

四、治疗

目前，肺脓肿的治疗主要包括：适当的抗生素；引流脓液；肺组织发生不可逆损害并持续有症状，或出现威胁生命的大出血，施行肺切除。

一旦诊断肺脓肿则立即施以广谱抗生素治疗，之后再依细菌培养和药物敏感试验结果调整抗生素。

若患者持续发热超过 10～14d，治疗 6～8 周胸部 X 线片上仍无改善的征象；或出现某些并发症，如咯血、脓胸或支气管胸膜瘘，则需要进行外科引流处理。

第四节　支气管扩张

支气管扩张是由各种病因引起反复发生的化脓性感染，导致中小支气管反复损伤和（或）阻塞，致使支气管壁结构破坏，引起支气管异常和持久性扩张，临床表现为慢性咳嗽、大量咳痰和（或）间断咯血、气促和呼吸衰竭轻重不等。支气管扩张常位于3～4级支气管，根据扩张的形态通常分为柱状、囊状和混合型三型，以双肺下叶、左肺上叶舌段及右肺中叶多见。

一、病因

（1）既往下呼吸道感染　如麻疹、百日咳、肺结核、肺炎等。

（2）免疫功能缺陷　如低免疫球蛋白血症、慢性肉芽肿性疾病、补体缺陷、HIV等。

（3）遗传因素　如α1-抗胰蛋白酶缺乏症、纤毛运动障碍、囊性纤维化（CF）、软骨缺陷等。

（4）气道阻塞和反复误吸。

（5）其他肺部疾病　如变应性支气管肺曲霉病；慢阻肺和哮喘常与支扩共存，相互影响。

（6）其他系统疾病　如类风湿关节炎、原发性干燥综合征、系统性红斑狼疮、炎症性肠病。

二、临床表现

主要为咳痰、咯血，反复发作呼吸道和肺部感染。病人排痰量较多，呈黄绿色脓性痰液，甚至有恶臭；体位改变，尤其是清晨起床时可能诱发剧烈咳嗽、咳痰，这可能是由扩张支气管内积存的脓液引流入近端气道，造成刺激所致；部分病人痰中带血或大量咯血。病程久者可能有贫血、营养不良或杵状指（趾）。

三、诊断

1. 高危人群筛查

（1）长期（超过8周）咳嗽、咳痰（特别是脓痰）、血痰，或者以反复咯血为唯一症状，尤其是存在相关危险因素的人群。

（2）慢阻肺频繁急性加重（≥2次/年），重症哮喘或哮喘控制不佳，且既往痰培养PA阳性的患者。

（3）慢性鼻窦炎、RA或其他结缔组织病患者出现慢性咳痰或反复肺部感染的患者。

（4）既往人类免疫缺陷病毒（HIV）感染史、实体器官或骨髓移植史、接受免疫抑制治疗史，出现慢性咳痰或反复肺部感染的患者。

2. 影像学诊断

支扩的胸部HRCT主要表现为支气管内径与其伴行肺动脉直径比例的变化，正常人左、右肺支气管内径与并行肺动脉直径的比例分别是0.75和0.72。

支扩的胸部HRCT主要表现的直接征象如下。

（1）支气管内径/伴行肺动脉直径＞1。

（2）从中心到外周，支气管未逐渐变细。

（3）距外周胸膜1cm或接近纵隔胸膜范围内可见支气管影。

间接征象如下。

（1）支气管壁增厚。

（2）黏液嵌塞。

（3）呼气相CT发现“马赛克”征或“气体陷闭”。

此外还可见到支气管呈柱状或囊状改变、气管壁增厚（支气管内径＜80％外径）、黏液嵌塞、树芽征等。当CT扫描层面与支气管平行时，扩张的支气管呈“双轨征”或“串珠”状改变；当CT扫描层面与支气管垂直时，扩张的支气管呈环形或厚壁环形透亮影，与伴行动脉形成“印戒征”；当多个囊状扩张的支气管彼此相邻时，则表现为“蜂窝”或“卷发”状改变。

四、外科治疗

1. 肺叶切除术

适用于病灶集中者，适应证如下。

（1）病变相对集中，而综合、规范的药物及非药物治疗长达1年仍难以控制症状者。

（2）严重或频繁的急性加重，影响生活和工作者。

(3) 复发性难治性咯血，大咯血危及生命或经药物、介入治疗无效者。

(4) 肿瘤远端阻塞所致的支气管扩张。

(5) 局限性病灶，受损的肺叶段可能是败血症的一个来源，不切除可能导致肺组织进一步破坏。

2. 肺移植

一般适用于双肺弥漫性病灶者。对于 65 岁以下、肺功能 FEV_1<30%、临床表现不稳定或迅速恶化，可考虑肺移植治疗；双肺弥漫性病灶、经内科综合治疗效果不佳的患者，行双肺移植。

第五节 肺癌

肺癌又称原发性支气管肺癌，指的是源于支气管黏膜上皮或肺泡上皮的恶性肿瘤。从病理和治疗角度，肺癌大致可以分为非小细胞肺癌（non small cell lung cancer，NSCLC）和小细胞肺癌（small cell lung cancer，SCLC）两大类，其中非小细胞肺癌占80%～85%，其余为小细胞肺癌。

一、危险因素

1. 吸烟和被动吸烟

吸烟是目前公认的肺癌最重要的危险因素。被动吸烟也是肺癌发生的危险因素，主要见于女性。

2. 室内污染

室内污染主要包括室内燃料和烹调油烟所致污染。

3. 室内氡暴露

氡是一种无色、无味惰性气体，具有放射性。当人吸入体内后，氡发生衰变的放射性粒子可在人的呼吸系统造成辐射损伤，引发肺癌。含铀矿区周围氡含量高，而建筑材料是室内氡的最主要来源。

4. 室外空气污染

室外空气污染物中的致癌物主要包括苯并芘、苯、一些金属、颗粒物质、臭氧等。

5. 职业因素

多种特殊职业接触可增加肺癌的发病危险，包括石棉、石英粉尘、镍、砷、铬、二氯乙醚、矿物油、二氯甲醚等。

6. 肺癌家族史和遗传易感性

肺癌患者中存在家族聚集现象。这些发现说明遗传因素可能在对环境致癌物易感的人群和（或）个体中起重要作用。

二、病理

目前肺癌病理学分类采用的是 2021 年 WHO 修订的病理分型标准，其中较为常见的肺癌病理类型有以下几种。

1. 鳞状细胞癌（简称鳞癌）

与吸烟关系密切，男性占多数。大多起源于较大的支气管，常为中心型肺癌。鳞癌的分化程度不一，生长速度较缓慢，病程较长，肿块较大时可以发生中心坏死，形成厚壁空洞。通常先经淋巴转移，血行转移发生相对较晚。

2. 腺癌

近年来发病率上升明显，已超越鳞癌成为最常见的肺癌。发病年龄普遍低于鳞癌和小细胞肺癌，多为周围型，一般生长较慢，但有时在肿瘤较小时即发生血行转移和淋巴转移。

3. 小细胞癌

与吸烟关系密切，老年男性、中心型多见。小细胞癌为神经内分泌起源，恶性程度高，生长快，很早即可出现淋巴转移和血行转移。其对放射治疗和化学治疗虽较敏感，但可迅速产生抵抗或耐药，预后差。

三、临床表现

1. 原发肿瘤本身局部生长引起的症状

（1）咳嗽　咳嗽是肺癌患者就诊时最常见的症状，50%以上的肺癌患者在诊断时有咳嗽症状。

（2）咯血　肺癌患者有25%～40%会出现咯血症状，通常表现为痰中带血丝，大咯血少见。咯血是最具提示性的肺癌症状。

（3）呼吸困难　引起呼吸困难的机制可能包括以下诸多方面，原发肿瘤扩展引起肺泡面积减少、中央型肺癌阻塞或转移淋巴结压迫大气道、肺不张与阻塞性肺炎、肺内淋巴管播散、胸腔积液与心包积液、肺炎等。

（4）发热　肿瘤组织坏死可以引起发热，肿瘤引起的继发性肺炎也可引起发热。

（5）喘鸣　如果肿瘤位于大气道，特别是位于主支气管时，常可引起局限性喘鸣症状。

2. 原发肿瘤侵犯邻近器官、结构引起的症状

原发肿瘤直接侵犯邻近结构如胸壁、膈肌、心包、膈神经、喉返神经、上腔静脉、食管，或转移性肿大淋巴结机械压迫上述结构，可以出现特异的症状和体征。包括：胸腔积液，声音嘶哑，膈神经麻痹，吞咽困难，上腔静脉阻塞综合征，心包积液，Pancoast 综合征等。

3. 肿瘤远处转移引起的症状

最常见的是中枢神经系统转移而出现的头痛、恶心、呕吐等症状。骨转移则通常出现较为剧烈而且不断进展的疼痛症状等。

4. 肺癌的肺外表现

除了肿瘤局部区域进展引起的症状和胸外转移引起的症状外，肺癌患者还可以出现瘤旁综合征。肺癌相关的瘤旁综合征可见于10%～20%的肺癌患者，更常见于小细胞肺癌。临床上常见的是异位内分泌、骨关节代谢异常，部分可以有神经肌肉传导障碍等。瘤旁综合征的发生不一定与肿瘤的病变程度正相关，有时可能会先于肺癌的临床诊断。对于合并瘤旁综合征的可手术切除的肺癌来说，症状复发对肿瘤复发有重要提示作用。

四、辅助检查

1. 实验室检查

（1）实验室一般检测　患者在治疗前，需要行实验室常规检测，以了解患者的一般状况以及是否适于采取相应的治疗措施。

（2）血清学肿瘤标志物检测　常用的原发性肺癌标志物有癌胚抗原（CEA）、神经元特异性烯醇化酶（NSE）、细胞角蛋白片段19（CYFRA21-1）和胃泌素释放肽前体（ProGRP），以及鳞状上皮细胞癌抗原（SCCA）等。以上肿瘤标志物联合使用，可提高其在临床应用中的敏感度和特异度。NSE 和 ProGRP 是诊断 SCLC 的首选指标。CEA、SCCA 和 CYFRA21-1 水平的升高有助于诊断 NSCLC。

2. 影像学检查

影像学检查是无创检出和评估肿瘤的最佳方法。

（1）胸部 X 线片检查　X 线胸片正侧位常是基层医院发现肺部病变的基本影像检查方法，对早期肺癌的诊断价值有限，一旦 X 线胸片怀疑肺癌应及时行胸部 CT 扫描。

（2）胸部 CT 检查　胸部 CT 是目前肺癌诊断、分期、疗效评价及治疗后随诊中最重要和最常用的影像检查方法。CT 能够显示 X 线胸片上难以发现的影像信息，可以有效地检出早期肺癌，进一步验证病变所在的部位和累及范围。肺癌常见的 CT 征象有分叶征、毛刺征、空泡征、空气支气管征、肿瘤滋养动脉、血管切迹和集束征、胸膜凹陷或牵拉征、偏心空洞等。

（3）MRI 检查　MRI 一般不用于肺癌原发灶的常规检查，但可选择性用于以下情况：判断胸壁或纵隔受侵情况，显示肺上沟瘤与臂丛神经及血管的关系，长径＞8mm 疑难实性肺结节的鉴别诊断等。另外，推荐使用增强 MRI 检查判定有无脑转移、局部可疑骨转移及可疑脊髓转移。

（4）PET-CT 检查　根据 NCCN 肿瘤学临床实践指南、美国胸科医师协会（ACCP）临床实践指南以及国内专家共识，对于下列情况，有条件者推荐使用 PET-CT。①孤立肺结节的诊断与鉴别诊断（≥8mm 的实性结节、部分实性结节持续存在且内部实性成分≥6mm）；②肺癌疗前分期，PET-CT 对于淋巴结转移和胸腔外转移（脑转移除外）有更好的诊断效能；③肺癌放疗定位及靶区勾画；④辅助鉴别常规 CT 无法判断的肿瘤术后瘢痕与肿瘤复发；⑤辅助鉴别常规 CT 无法判断的肿瘤放疗后纤维化与肿瘤残存/复发；⑥辅助评价肺癌疗效（尤其是分子靶向治疗），推荐应用 PET-CT 实体瘤疗效评价标准（PERCIST）。

（5）超声检查　超声检查常用于检查肺癌患者腹部脏器及浅表淋巴结有无异常，对浅表淋巴结、邻近胸壁的肺内病变或胸壁病变可进行超声引导下穿刺活检，还可用于检查有无胸腔积液及心包积液，并可进行超声定位抽取积液。

（6）骨扫描　骨扫描是判断肺癌患者有无骨转移的常规检查，是筛查骨转移的首选方式。当骨扫描检查发现可疑骨转移时，可行局部 MRI 检查等进一步确认。

3. 内镜及其他检查

（1）支气管镜检查　支气管镜检查是肺癌的主要诊断工具之一。支气管镜可进入 4～5 级支气管，帮助肉眼观察近端约 1/3 的支气管黏膜，并通过活检、刷检以及灌洗等方式进行组织学或细胞学取材，活检、刷检以及灌洗联合应用可以提高检出率。

（2）经支气管镜针吸活检术（TBNA）和超声支气管镜引导下经支气管针吸活检术（EBUS-TBNA）　传统 TBNA 根据胸部病灶 CT 定位操作，对术者技术要求较高，不作为常规推荐的检查方法，有条件的医院可开展。EBUS-TBNA 可在超声引导下实时行胸内病灶及纵隔、肺门淋巴结穿刺，更具安全性和可靠性。当怀疑纵隔和肺门淋巴结存在转移可能而其他分期手段难以确定时，推荐采用 EBUS-TBNA 等有创手段明确淋巴结状态。

（3）纵隔镜检查　纵隔镜检查取样较多，是鉴别伴纵隔淋巴结肿大的胸部良恶性疾病的有效方法，也是评估肺癌分期的方法之一，但操作创伤及风险相对较大。

（4）胸腔镜　内科胸腔镜可用于不明原因的胸腔积液、胸膜疾病的诊断。外科胸腔镜可有效地获取病变肺组织，对于经支气管镜和经胸壁肺穿刺术等检查方法无法取得病理标本的肺癌，尤其是肺部微小结节病变，通过胸腔镜下病灶切除，即可明确诊断。对考虑为中晚期肺癌的患者，在其他检查方法无法明确病理的情况下，也可以采用胸腔镜行肺内病灶、胸膜活组织检查，为制定全面治疗方案提供可靠依据。

（5）痰脱落细胞学检查　痰脱落细胞学检查简单、无创，易于为患者接受，是肺癌定性诊断行简便有效的方法之一，也可以作为肺癌高危人群的筛查手段。痰脱落细胞学检查的阳性率与痰液标本的收集方法、细胞学涂片的制备方法、细胞学家的诊断水平、肿瘤的部位和病理类型有关。

五、肺癌的分期

TNM 分期（pTNM 分期 UICC 第 8 版）标准如下。

1. T 分期（原发肿瘤）

pTX：未发现原发肿瘤，或者通过痰细胞学或支气管灌洗发现癌细胞，但影像学及支气管镜无法发现。

pT0：无原发肿瘤的证据。

pTis：原位癌。

pT1：肿瘤最大径≤3cm，周围包绕肺组织及脏层胸膜，支气管镜见肿瘤侵及叶支气管，未侵及主支气管。

pT1mi：微小浸润性腺癌。

pT1a：肿瘤最大径≤1cm。

pT1b：肿瘤 1cm＜最大径≤2cm。

pT1c：肿瘤 2cm＜最大径≤3cm。

pT2：肿瘤 3cm＜最大径≤5cm；或者肿瘤侵犯主支气管（不常见的表浅扩散型肿瘤，不论体积大小，侵犯限于支气管壁时，虽可能侵犯主支气管，仍为 T1），但未侵及隆突；侵及脏层胸膜；有阻塞性肺炎或者部分或全肺肺不张。符合以上任何 1 个条件即归为 T2。

pT2a：肿瘤 3cm＜最大径≤4cm。

pT2b：肿瘤 4cm＜最大径≤5cm

pT3：肿瘤 5cm＜最大径≤7cm；或任何大小肿瘤直接侵犯

以下任何1个器官，包括胸壁（包含肺上沟瘤）、膈神经、心包；同一肺叶出现孤立性癌结节。符合以上任何1个条件即归为T3。

pT4：肿瘤最大径＞7cm；无论大小，侵及以下任何1个器官，包括纵隔、心脏、大血管、隆突、喉返神经、主气管、食管、椎体、膈肌；同侧不同肺叶内孤立癌结节。

2. N（区域淋巴结）

pNX：区域淋巴结无法评估。

pN0：无区域淋巴结转移。

pN1：同侧支气管周围和（或）同侧肺门淋巴结以及肺内淋巴结有转移，包括直接侵犯而累及的。

pN2：同侧纵隔内和（或）隆突下淋巴结转移。

pN3：对侧纵隔、对侧肺门、同侧或对侧前斜角肌及锁骨上淋巴结转移。

3. M（远处转移）

MX：远处转移不能被判定。

pM1a：局限于胸腔内，对侧肺内癌结节；胸膜或心包结节；或恶性胸膜（心包）渗出液。

pM1b：超出胸腔的远处单器官单灶转移（包括单个非区域淋巴结转移）。

pM1c：超出胸腔的远处单器官多灶转移/多器官转移。

4. 临床分期

隐匿性癌：TisN0M0。

ⅠA1期：T1a（mis）N0M0，T1aN0M0。

ⅠA2期：T1bN0M0。

ⅠA3期：T1cN0M0。

ⅠB期：T2aN0M0。

ⅡA期：T2bN0M0。

ⅡB期：T1a～cN1M0，T2aN1M0，T2bN1M0，T3N0M0。

ⅢA期：T1a～cN2M0，T2a～bN2M0，T3N1M0，T4N0M0，

T4N1M0。

ⅢB期：T1a～cN3M0，T2a～bN3M0，T3N2M0，T4N2M0。

ⅢC期：T3N3M0，T4N3M0。

ⅣA期：任何T任何NM1a，任何T任何NM1b。

ⅣB期：任何T任何NM1c。

六、外科治疗

解剖性肺切除术是早中期肺癌的主要治疗手段，应力争完全性切除，以期达到完整地切除肿瘤，减少肿瘤转移和复发。

1. 手术适应证

（1）肺癌外科手术的绝对适应证也即目前比较一致的手术指征是T1～3N0～1M0期的病变。

（2）肺癌的相对适应证也即目前为多数人接受的手术指征是部分T4N0～1M0期的病变。

（3）肺癌争议比较大的手术适应证是T1～3N2M0期的病变。

（4）肺癌探索性手术适应证包括部分孤立性转移的T1～3N0～1M1期病变。

2. 手术禁忌证

（1）肺癌病期超出手术适应证范围。

（2）全身状况差，KPS评分低于60分者：建议评分标准与国际接轨，结合ECOG评分考虑。

（3）6周内发生急性心肌梗死。

（4）严重的室性心律失常或不能控制的心力衰竭者。

（5）心肺功能不能满足预定手术方式者。

（6）75岁以上颈动脉狭窄大于50%、75岁以下颈动脉狭窄大于70%者。

（7）80岁以上病变需要行全肺切除者。

（8）严重的、不能控制的伴随疾病持续地损害患者的生理和心理功能者伴随疾病。

（9）患者拒绝手术者。

3. NCCN 指南关于肺癌完全性切除的定义

(1) 所有切缘包括支气管、动脉、静脉、支气管周围组织和肿瘤附近的组织为阴性。

(2) 行系统性淋巴结清扫，必须包括 6 组淋巴结，其中 3 组来自肺内（叶、叶间或段）和肺门淋巴结，3 组来自包括隆突下淋巴结在内的纵隔淋巴结。

(3) 分别切除的纵隔淋巴结或切除肺叶的边缘淋巴结不能有结外侵犯。

(4) 最高淋巴结必须切除而且是镜下阴性。

只有同时满足这 4 个条件才能列为完全性切除；否则为不完全性切除或不确定性切除。

4. 肺癌的淋巴结清扫

纵隔和肺门淋巴结清扫是肺癌完全性切除不可或缺的部分，肺叶切除或全肺切除并系统性纵隔淋巴结解剖被认为是肺癌手术的标准术式。

纵隔淋巴结包括 1～9 站共 9 组，肺门淋巴结包括第 10 站以下的各组淋巴结。标准的纵隔淋巴结清扫要求整块切除纵隔淋巴结及其周围脂肪组织，也称为完全性纵隔淋巴结解剖。

5. 手术方式

肺癌手术从肿瘤切除的完全程度可以分为：完全切除手术（根治性切除术）和不完全切除手术（姑息性切除术），以及主要以诊断为目的的活检手术。

从切除肺组织的多少分为：楔形切除术（局部切除术），肺叶切除术，复合肺叶切除术（切除包含肿瘤的 1 个以上的肺叶），全肺切除，气管、支气管和（或）肺血管成形术的肺切除术以及合并切除肿瘤受侵器官组织的肺癌扩大切除手术。

从切口和创伤的大小又可以分为：常规开胸手术、小切口开胸手术和胸腔镜微创手术等。

一般所说的肺癌切除术主要指完全切除手术。肺叶切除和系统性淋巴结清扫是肺癌完全切除的标准手术。

6. 肺癌外科并发症

肺癌手术后的并发症发生率为8%～35%，最常见的并发症是呼吸系统并发症和心血管系统并发症，而肺切除手术较独特的并发症包括术后肺断面漏气、支气管胸膜瘘等。

（1）呼吸系统并发症　多见于术前合并慢性支气管炎的患者。常见的是手术侧肺复张不良，包括肺不张和阻塞性肺气肿。治疗上帮助患者咳痰，严重者需要支气管镜吸痰，极少数患者需要气管切开。

（2）肺断面漏气　多见于术前合并肺气肿、肺大疱患者，主要由于解剖肺裂时肺裂断面漏气。临床表现为胸腔引流管较长时间持续有气泡逸出。诊断上要除外支气管胸膜瘘，治疗的关键是充分引流，保证余肺复张良好，预防感染。多数患者随着术后的粘连，断面漏气逐渐减少。

（3）支气管胸膜瘘　支气管胸膜瘘是指支气管断端愈合不良，支气管残端与胸膜腔相通而引起的一系列临床症状和体征。体征和胸部X线片主要表现为包裹性液气胸、脓胸改变，部分患者有吸入性肺炎改变。其中咳痰有一定的提示性。初期表现为痰量明显增多，较稀薄，淡红色胸腔积液样，进一步可以出现脓痰，尤其是有明显脓胸时。但是最直接的诊断方法是气管镜检查。治疗以胸腔引流为主，引流管尽量置于瘘口周围。

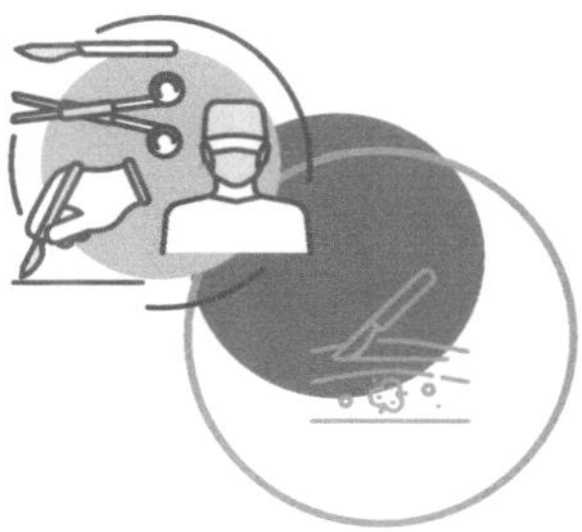

·第六章·

食管疾病

第一节　食管癌

食管癌是指原发于食管黏膜上皮的恶性肿瘤，主要为鳞癌和腺癌。临床上以进行性吞咽困难为进展期典型症状。食管癌是世界范围内常见的恶性肿瘤，据 2020 年全球癌症统计，食管癌的新发病人数达 60.4 万，死亡人数达 54.4 万。中国是食管癌高发地区，虽然中国食管癌的发病率及死亡率均呈下降趋势，但依旧是威胁我国居民健康的主要恶性肿瘤。

一、病因

食管癌的确切病因尚不清楚，但吸烟和重度饮酒已被证明是食管鳞癌的重要致病原因，食管腺癌的发病多与胃食管反流病以及 Barrett 食管相关。在我国食管癌高发区，主要致癌危险因素还有亚硝胺和某些霉菌及其毒素。其他可能的致病因素包括缺乏某些微量元素及维生素、不良饮食习惯（食物过硬、过热，进食过快）等。

二、临床表现

1. 临床症状

典型临床表现为进行性吞咽困难，进食后梗噎感、异物感、烧灼感、停滞感或饱胀感等，伴或不伴有胸骨后疼痛、反酸、胃灼热、嗳气，起初为进普通饮食困难，随后逐渐恶化为仅可进半流质饮食或流质饮食，可伴或不伴有进食后随即出现食糜或黏液反流、咳黄脓痰、发热、胸闷、喘憋、呕吐、呕血、黑便、胸背部疼痛、声音嘶哑或饮水呛咳等。由于进食困难导致营养摄入不足风险升高，持续数月后可出现消瘦、乏力、倦怠、体力减弱等。

2. 相关体征

早期食管癌通常无明显特异性体征；中晚期阶段可能出现颈部或锁骨上区淋巴结肿大，提示淋巴结转移可能；黄疸、触诊肝大或肝区压痛等，提示肝转移可能；胸廓呼吸运动受限，呼吸浅快，肋间隙饱满，气管向健侧移位，患侧语音震颤减弱或消失等，提示恶性胸腔积液可能；腹壁紧张度增加、腹式呼吸运动减弱、叩诊移动性浊音等，提示恶性腹水、腹膜转移可能；近期体重明显减轻、皮褶厚度变薄、舟状腹等，提示营养不良或恶病质。

三、辅助检查

1. 影像学检查

（1）CT　CT 平扫/增强扫描及多角度重建影像，用于判断食管癌位置、肿瘤浸润深度、肿瘤与周围结构及器官的相对关系、区域淋巴结转移以及周围血管侵犯。

（2）上消化道造影　用于评估食管原发肿瘤情况。

（3）MRI　对于 CT 无法判别食管癌原发灶与周围气管及支气管膜部、主动脉外膜临界关系时，MRI 可提供有价值的补充信息。

（4）正电子发射计算机体层成像（PET-CT）　用于辅助诊断、治疗前/后分期、疗效评估，辅助重要临床决策。

（5）超声检查　主要应用于食管癌患者双侧颈区、锁骨上区淋巴结评估（N 分期）及肝脏转移灶评估（M 分期）诊断。

2. 内镜学检查

（1）食管普通光镜　食管癌临床诊断的必要检查项目之一，兼顾食管癌原发病灶大体分型与活检病理学确诊。

（2）食管色素内镜　通过喷洒色素对比正常黏膜显示上皮不典型增生或多原发早癌区域，提高 T 分期准确性。

（3）食管超声内镜（EUS）　内镜下超声技术有助于显示食管癌原发病灶侵及层次，对于 T 分期诊断比较重要。此外，EUS 还可评估食管及腹腔干周围淋巴结，EUS 引导下细针穿刺活检（EUS-FNA）获得病理学确认的 N 分期。

四、分类和分期

1. 食管癌的临床分段

（1）颈段食管　上自下咽部，下达胸廓入口即胸骨上切迹水平。周围毗邻气管、颈血管鞘和脊柱。内镜下通常距门齿 15～20cm。

（2）胸上段食管　上起胸廓入口，下至奇静脉弓下缘（即肺门水平之上）。其前面被气管、主动脉弓的 3 个分支及头臂静脉包围，后面毗邻脊柱。内镜下通常距门齿 20～25cm。

（3）胸中段食管　上起奇静脉弓下缘，下至下肺静脉下缘（即肺门水平之间）。其前方夹在两肺门之间，左侧与胸降主动脉为邻，后方毗邻脊椎，右侧游离直接与胸膜相贴。内镜下通常距门齿 25～30cm。

（4）胸下段食管　上起自下肺静脉下缘，下至食管胃结合部（即肺门水平之下）。内镜下通常距门齿 30～40cm。临床上需综合多种影像与内镜检查结果，以病变中心位置所处食管分段进行诊断。

2. 据食管胃交界部分型

食管胃交界部即食管末端和胃的起始，相当于贲门切迹或腹膜反折水平或食管括约肌下缘，与组织学上的鳞柱交界不一定一致，解剖范围包括胸下段食管、食管胃交界线及胃近端 5cm 范围。临床诊疗常根据 Siewert 分型，根据病变中心位于食管胃交界线（又称鳞柱交界线、Z线或EGJ线）上下各5cm范围内分型。

SiewertⅠ型：肿瘤中心位于食管胃交界线以上1～5cm范围内。

SiewertⅡ型：肿瘤中心位于食管胃交界线以上1cm至以下2cm范围内。

SiewertⅢ型：肿瘤中心位于食管胃交界线以下2～5cm范围内。

若肿瘤累及食管胃交界部，肿瘤中心在食管胃交界部食管侧者或在胃侧2cm之内者（SiewertⅠ型和Ⅱ型），遵照食管癌分期原则。

肿瘤中心在近端胃2cm之外（SiewertⅢ型）或肿瘤中心虽在近端胃2cm之内但未累及食管胃交界部者，遵循胃癌分期原则。

3. 浅表型食管癌及癌前病变内镜下分型

我国内镜学分型：隐伏型（充血型）、糜烂型、斑块型和乳头型。

国际内镜学分型（2005年巴黎分型）：隆起型病变（0-Ⅰ）、平坦型病变（0-Ⅱ）和凹陷型病变（0-Ⅲ）。0-Ⅰ型又分为有蒂型（0-Ⅰp）和无蒂型（0-Ⅰs）。黏膜内癌通常表现为0-Ⅱb型、0-Ⅱa型及0-Ⅱc型，病灶表面光滑或呈规则的小颗粒状；而黏膜下癌通常为0-Ⅰ型及0-Ⅲ型，病灶表面呈不规则粗颗粒状或凹凸不平小结节状。

病理学病变层次分类：病变仅局限于上皮内，未突破基底膜者，为M1型（高级别上皮内瘤变/重度异型增生；Tis）；浅表型食管癌分为黏膜内癌和黏膜下癌：黏膜内癌分为M2型与M3型；M2型指病变突破基底膜，侵及黏膜层；M3型指病变侵及黏膜肌层。黏膜下癌根据其侵犯深度可分为SM1型、SM2型、SM3，SM1型指病变侵犯黏膜下层上1/3；SM2型指病变侵犯黏膜下层中1/3；SM3型指病变侵犯黏膜下层下1/3。对于内镜下切除的食管鳞癌标本，以200μm作为区分病变侵犯黏膜下浅层与深层的临界值。

4. 进展期食管癌大体分型

髓质型：病变以食管壁增厚为特点，边缘坡状隆起。

蕈伞型：肿瘤边缘隆起，唇状/蘑菇样外翻，表面可伴有浅溃疡。

溃疡型：病变中央有明显溃疡，通常伴有边缘隆起。

缩窄型：以管腔明显狭窄为特点，患者的吞咽困难症状明显。

腔内型：病变呈蘑菇样或息肉样，伴有/无带蒂。

5. 食管癌国际分期

参照国际抗癌联盟（UICC）/美国癌症联合会（AJCC）第8版TNM分期体系，将食管原发肿瘤（T）、区域淋巴结（N）、远处转移（M）及病理分化程度（G）分别定义如下。

1. 原发肿瘤（T）

Tx：原发肿瘤不可评估。

T0：没有原发肿瘤的证据。

Tis：高级别上皮内瘤变/异型增生。

T1a：肿瘤侵犯黏膜固有层或黏膜肌层。

T1b：肿瘤侵犯黏膜下层。

T2：肿瘤侵犯固有肌层。

T3：肿瘤侵犯食管纤维膜。

T4a：肿瘤侵犯邻近脏器（可切除），如胸膜、心包、奇静脉、膈肌或腹膜。

T4b：肿瘤侵犯邻近重要脏器（不可切除），例如主动脉、椎体或气管。

2. 区域淋巴结（N）

Nx：区域淋巴结不可评估。

N0：无区域淋巴结转移。

N1：1～2个区域淋巴结转移。

N2：3～6个区域淋巴结转移。

N3：≥7个区域淋巴结转移。

3. 远处转移（M）

M0：无远处转移。

M1：有远处转移。

4. 病理分化程度（G）

Gx：分化程度不可评估。

G1：高分化。

G2：中分化。

G3：低分化。

根据不同临床情况，分为临床分期（cTNM）、病理分期（pTNM）与诱导治疗后病理分期（ypTNM）3 种类型。

五、外科治疗

外科治疗是食管癌的主要根治性手段之一。手术治疗原则如下。

（1）外科可切除性需由食管外科经验丰富的胸外科医师评估后判定，包括手术入路及淋巴结清扫策略，以达到包括原发肿瘤及区域淋巴结在内的根治性切除目标。

（2）外科治疗方案应在将食管癌疾病情况（包括食管癌累及部位与临床分期）、患者合并症、手术者习惯等因素综合考虑的前提下谨慎制定。

（3）手术入路选择　对胸段食管癌推荐经右胸入路手术。对上纵隔无淋巴结转移的食管胸中下段癌，也可选择经左胸入路等手术。

（4）可选择的手术方式　可选择传统开放式或腔镜辅助或机器人辅助下的 McKeown 食管癌切除术（经右胸游离食管＋经上腹游离胃＋颈部吻合术），Ivor Lewis 食管癌切除术（经上腹游离胃＋经右胸游离食管＋胸内吻合术），Sweet 食管癌切除术（经左胸游离食管＋经膈肌游离胃＋胸内或颈部吻合术），左胸腹联合切口＋颈部或胸部吻合，联合胸、腹二野或颈、胸、腹三野淋巴结清扫术。对于不耐受经胸手术的 cT1～2N0 期食管癌患者，可选择经膈肌裂孔食管内翻拔脱术等多种术式。对于食管胃交界部癌，依据 Siewert 分型进行术式选择：Siewert Ⅰ型参照食管外科术式；SiewertⅢ型参照胃外科术式；SiewertⅡ型外科治疗争议较大，目前更多是根据胸外科与胃肠外科医生的手术习惯及不同熟练程度共同决定。

（5）可采用的淋巴结清扫方式　若颈部区域无可疑转移淋巴结，则对于食管胸中下段癌建议行胸、腹完全二野淋巴结清扫（常规胸腹二野＋上纵隔区域淋巴结，特别是双侧喉返神经链周围的区域淋巴结）；若颈部区域有可疑转移淋巴结，或者食管胸上段癌，则推荐颈、胸、腹三野淋巴结清扫术（双侧下颈区＋双侧锁骨上区＋上述完全二野淋巴结）。

（6）可选用的代食管器官及上消化道重建路径　最常用的代食管器官可选择胃、结肠及空肠；是否需要带蒂血管行显微外科吻合应酌情考虑。上消化道重建路径可选择原食管床、胸骨后或胸骨前。

第二节　贲门失弛缓症

贲门失弛缓症（AC）是原发性食管动力障碍性疾病。由于食管下括约肌（LES）松弛障碍和食管正常蠕动缺乏，引起食物排空受阻，导致吞咽困难、反流、胸痛、体重下降等临床症状。多见于 20～50 岁，女性稍多。

一、病因和病理

一般认为本病病因系食管肌层内神经节的变性、减少或缺如，食管失去正常的推动力。食管下括约肌不能松弛，致食物滞留于食管内。久之食管扩张、肥厚、伸长、屈曲、失去肌张力。食物淤滞，慢性刺激食管黏膜，致充血、发炎甚至发生溃疡。时间久后，极少数病人可发生癌变。

二、临床表现

1. 典型症状

主要临床表现为吞咽困难、反流、胸骨后疼痛。吞咽困难为最常见症状，进食固体食物时吞咽困难的程度重于流质食物，但随病情进展，患者对固体和液体食物可同时表现出吞咽困难。约40%的AC患者表现为胸痛，60%出现不同程度的体重下降。

2. 其他症状

AC还可表现为呕吐、烧心、夜间咳嗽、窒息感、喘息、误吸、咽喉痛、经常清嗓、嗳气等症状。病程长者会出现营养不良、维生素缺乏等症状。

三、辅助检查

1. 食管钡剂造影

食管钡剂造影是诊断AC的重要补充手段，但灵敏度较低，单独诊断AC的价值有限。食管钡剂造影显示不同程度食管扩张（钡剂潴留）、食管下端变窄呈“鸟嘴样”改变，是AC重要的诊断依据；重度扩张者可呈现乙状结肠样食管。

2. 消化道内镜

内镜下见食管内残留黏液和食物，食管黏膜水肿、失去正常黏膜色泽；食管体部扩张，可有不同程度扭曲、变形；食管壁可出现节段性收缩环，似憩室状膨出；贲门狭窄程度不等，可呈紧密闭合状态、镜身难以通过。早期AC内镜下可无显著异常，有时镜身通过贲门阻力感并不明显，容易被漏诊。

3. 高分辨率食管测压（HREM）

AC的HREM表现为10次湿咽动作、卧位或坐位时的完整松弛压（IRP）阈值＞15mmHg和食管蠕动缺失。符合以上两点即可确诊AC。

芝加哥食管动力障碍分类标准4.0版根据LES松弛程度和食管体部异常蠕动情况，将AC分为3型：Ⅰ型指IRP中位值异常，食管体部失蠕动（100%蠕动失败）；Ⅱ型指 IRP 中位值异常，食管体部失蠕动（100%蠕动失败），伴≥20%的吞咽动作引起全食管增压；Ⅲ型指 IRP 中位值异常，食管痉挛（≥20%的吞咽动作引起早熟收缩），且无蠕动收缩。

四、诊断

根据临床病史、影像学、上消化道内镜和 HREM 检查结果，诊断 AC 并不困难。吞咽困难等临床症状是诊断的基础，HREM 是诊断的关键和金标准，食管钡剂造影则是诊断的补充，而上消化道内镜主要用于排除其他疾病。

临床上对有吞咽困难的患者应及时采用上述手段进行检查，如临床怀疑 AC，而上消化道内镜或食管钡剂造影“没有异常发现”，应进一步行 HREM。HREM 发现食管失蠕动、LES 松弛不全，而没有机械性梗阻的证据，可确诊为 AC。当 HREM 结果未达到确诊标准时，可结合食管钡剂造影和 EndoFLIP 技术等进行辅助诊断。

五、鉴别诊断

（1）假性 AC　也可表现为吞咽困难、反流、胸痛、反复肺部感染等症状，食管钡剂造影也可能表现为“鸟嘴征”。对于较短病程（＜12 个月）、年长（年龄＞50 岁）、体重严重下降（降幅＞10kg）、内镜通过贲门极其困难的患者，需警惕恶性肿瘤所致假性 AC 可能，应采取额外检查如计算机断层扫描、超声胃镜等排查。

（2）需要鉴别的疾病　包括 EGJ 良性与恶性肿瘤（巨大间质瘤、贲门癌、食管下段癌等）、反流性食管炎所致的食管狭窄、食管蹼、EGJ 腔内外手术后改变（Heller 贲门肌切开术后并发症、胃束带术后并发症），以及系统性硬化症等全身性疾病。

六、治疗

气囊扩张术、POEM 和 Heller 贲门肌切开术是 AC 的主要治疗方法，可作为 AC 患者的一线治疗选择。POEM 和 Heller 贲门肌切开术的疗效更优，对各种类型的AC均有确定性疗效，尤其是POEM，已成为优先治疗方案；如无条件实施POEM，可选择气囊扩张术。肉毒杆菌毒素注射治疗可作为不宜采用其他侵入性治疗的AC患者的保留治疗方案，而药物仅限于临时使用。

1. 气囊扩张术

预测气囊扩张有效的因素包括年龄＞45岁、女性、非扩张食管、气囊扩张术后LES压力＜10mmHg。严重心肺功能不全、凝血功能障碍和食管穿孔风险高的AC患者不适合气囊扩张治疗。

最常使用的扩张气囊是不透X线、尺寸不一的聚乙烯气囊，需在患者镇静状态下操作，确保气囊的位置跨越LES（可利用或不用X线监视）。

气囊扩张术最严重的并发症是食管穿孔。早期识别食管穿孔和及时干预是获得良好结局的关键，患者气囊扩张术后如果出现胸痛、呼吸困难、发热、颈胸部皮下气肿等，应及时行胸腹部计算机断层扫描、食管碘油造影等检查。较小的穿孔可行保守治疗，较大的穿孔、引起纵隔严重感染的患者需行外科手术治疗。

2. 经口内镜食管下括约肌切开术（POEM）

POEM是通过内镜在食管建立黏膜下隧道，将食管与贲门部肌层切开。POEM总体有效性与Heller贲门肌切开术相仿，已成为AC的一线治疗方法，适用于各种类型的AC，由于切开的肌层长度可视患者实际情况决定，故特别适用于Ⅲ型AC患者。

合并严重凝血功能障碍、严重心肺疾病、一般状况差等无法耐受手术者，食管黏膜下层严重纤维化无法建立黏膜下隧道者，以及食管下段或EGJ有明显炎症或溃疡者均不适合POEM治疗。

POEM的并发症有黏膜损伤、气体相关并发症（皮下气肿、气胸、纵隔积气、气腹等）和胃食管反流病（GERD）。

3. Heller贲门肌切开术

目前推荐采用腹腔镜下Heller贲门肌切开术附加部分胃底折叠术。Heller贲门肌切开术对Ⅰ型、Ⅱ型AC效果较好，有效率分别为81%、92%，对Ⅲ型AC效果欠佳，有效率仅71%。对于需行外科手术的 AC 患者，Heller 贲门肌切开术是最合适的手术方式，不仅是一线治疗选项，也适用于气囊扩张术、POEM 等治疗不满意、复发或治疗失败者，但不适用于无法耐受手术或麻醉者。

Heller 贲门肌切开术的主要并发症为 GERD，但在联合部分胃底折叠术后 GERD 发生率明显降低。

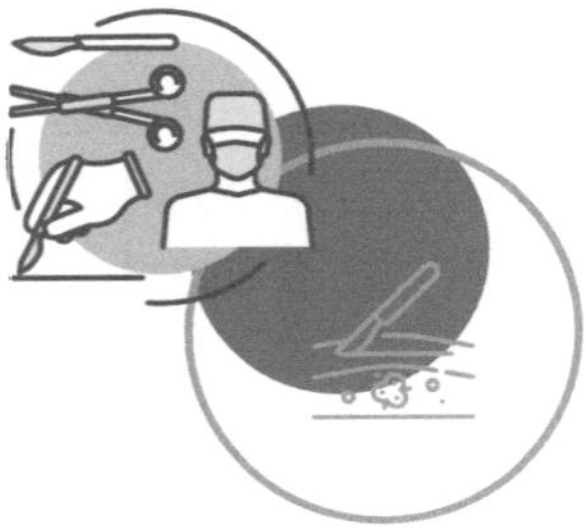

·第七章·

肝脏疾病

第一节　肝硬化

肝硬化是由多种病因引起的以弥漫性肝细胞变性坏死、肝细胞异常再生、肝内血管新生、肝脏纤维组织大量增生和假小叶形成为组织学特征的慢性进行性疾病。肝硬化以肝功能减退和门静脉高压为特征性表现，失代偿期可出现食管-胃静脉曲张出血（EGVB）、自发性细菌性腹膜炎（SBP）、肝性脑病、肝肾综合征（HRS）、肝硬化心肌病（CCM）、肝肺综合征（HPS）、门静脉血栓（PVT）和原发性肝癌（PHC）等多种并发症。

一、病因

引起肝硬化的原因很多，在国内以病毒性肝炎最为常见，在欧美国家则以酒精性肝炎最多见。

1. 病毒性肝炎

甲型和戊型肝炎一般不会引起肝硬化。慢性乙型、丙型、丁型肝炎易发展成肝硬化。

2. 慢性酒精中毒

长期大量饮酒导致肝细胞损害，发生脂肪变性、坏死、肝脏纤维化，严重者发生肝硬化。导致肝硬化的酒精剂量为：平均每日每千克体重超过 1g，长期饮酒 10 年以上。

3. 寄生虫感染

血吸虫感染可导致血吸虫病，治疗不及时可发生肝硬化。

4. 胆汁淤积

长期慢性胆汁淤积，导致肝细胞炎症及胆小管反应，甚至出现坏死，形成胆汁淤积性肝硬化。

5. 遗传和代谢疾病

由遗传性和代谢性肝脏病变逐渐发展而成的肝硬化，称为代谢性肝硬化。例如，由铁代谢障碍引起的血色病、先天性铜代谢异常导致的肝豆状核变性。

6. 药物性或化学毒物因素

长期服用某些药物，如双醋酚汀、辛可芬、甲基多巴等可导致药物性肝炎，最后发展为肝硬化。长期接触某些化学毒物，如四氯化碳、砷、磷等可引起中毒性肝炎，发展为肝硬化。

二、病理

肝硬化病理生理过程主要包括肝细胞变性坏死、纤维组织增生和结节形成 3 个相互关联的环节。

纤维间隔将肝实质分割为大小不等、圆形或类圆形的肝细胞团，称为假小叶，是肝硬化的基本病理特征，也是确诊肝硬化最重要的病理依据。

肝窦阻力增加是肝硬化门静脉高压发生的始动因素，门静脉血流量增加是维持和加剧门静脉高压的重要因素。

门静脉高压和水钠潴留是肝硬化腹水形成的重要因素，低白蛋白血症也促进了肝硬化腹水形成。

三、临床表现

（一）肝功能代偿期

症状较轻，常缺乏特征性，有乏力、食欲减退、恶心呕吐、消化不良、腹胀、右上腹不适、隐痛等症状。体检常常可见蜘蛛痣、肝掌、肝脾大。症状往往是间歇性的，常因过度劳累或伴发病而诱发，经过适当的休息和治疗可缓解。肝功能检查多在正常范围内或有轻度异常，部分患者可没有任何症状。

（二）肝功能失代偿期

症状显著，主要为肝功能减退和静脉高压所致的两大类临床表现，并可有全身多系统症状。

1. 肝功能减退的临床表现

（1）全身症状　主要有乏力、易疲倦、体力减退。少数患者可出现面部色素沉着。

（2）消化道症状　食欲减退、腹胀或伴便秘、腹泻或肝区隐痛，劳累后明显。

（3）出血倾向及贫血　肝硬化患者容易出现牙龈出血，鼻腔出血，皮肤摩擦处有瘀点、瘀斑、血肿等，女性出现月经量过多或经期延长，或为外伤后出血不易止住等出血倾向。

（4）内分泌失调　肝硬化时，由于肝功能减退，雌激素的灭活减少及雌激素分泌增加，导致血中雌激素增多，同时也抑制了雄性激素的产生；有些患者肾上腺皮质激素、促性腺激素分泌减少，导致男性患者乳房肿大、阴毛稀少，女性患者月经过少和闭经、不孕等内分泌失调表现。

2. 门静脉高压症的临床表现

构成门静脉高压症的三个临床表现为脾大、侧支循环的建立和开放、腹腔积液，在临床上均有重要意义。尤其侧支循环的建立和开放对诊断具有特征性价值。

（1）脾大　一般为中度肿大（是正常的 2～3 倍），有时为巨脾，并能出现左上腹不适及隐痛、胀满，伴有血白细胞、红细胞及血小板数量减少，称脾功能亢进。

（2）侧支循环建立与开放　门静脉与体静脉之间有广泛的交通支。在门静脉高压时，为了使淤滞在门静脉系统的血液回流，这些交通支大量开放，经扩张或曲张的静脉与体循环的静脉发生吻合而建立侧支循环。主要有：①食管下段与胃底静脉曲张。②脐周围的上腹部皮下静脉曲张。③上痔静脉与中下痔静脉吻合形成痔核。④其他：肝至膈的脐旁静脉、脾肾韧带和网膜中的静脉、腰静脉或后腹壁静脉等。

（3）腹腔积液　是肝硬化门静脉高压最突出的临床表现，腹部隆起，感觉腹胀。提示肝病属晚期。

3. 肝脏触诊

肝脏大小、硬度及是否平滑，与肝内脂肪浸润的多少有关，与肝细胞再生、纤维组织增生和收缩的情况有关。晚期肝脏缩小、坚硬，表面呈结节状。

四、并发症

（1）肝性脑病　肝性脑病是常见的死亡原因，表现为精神错乱，定向力和理解力减退，嗜睡，终至昏迷。

（2）上消化道大量出血　多是由于食管-胃底静脉曲张破裂，也可因消化性溃疡、门静脉高压性胃黏膜病变、出血性胃炎等引起，常表现为呕血与黑便，出血量不多，可仅有黑便；大量出血，则可导致休克并诱发腹腔积液和肝性脑病，甚至休克、死亡。

（3）感染　常见的是原发性腹膜炎，可表现为发热、腹痛及腹壁压痛和反跳痛，血白细胞可有增高，腹腔积液混浊，腹腔积液培养有细菌生长。

（4）原发性肝癌　出现短期内病情迅速发展与恶化，进行性肝大，无其他原因可解释的肝区痛，血性腹腔积液，长期发热，甲胎蛋白（AFP）持续性或进行性增高，B 超、CT 等影像学检查发现肝内占位性病变者，应特别警惕肝癌的发生。

（5）肝肾综合征　肝硬化合并顽固性腹腔积液且未获恰当治疗时可出现肝肾综合征，其特点为少尿或无尿、氮质血症、低血钠与低尿钠。

五、诊断与鉴别诊断

肝硬化应依据肝功能减退和门静脉高压的临床表现、影像学和内镜检查、实验室检查结果等综合诊断，诊断困难者可行肝穿刺活体组织检查，同时应尽量进行病因筛查。

肝硬化诊断时需注意与慢性肝炎、原发性肝癌、肝棘球蚴病、先天性肝囊肿及其并发症相鉴别。

六、分期

根据患者是否伴有食管-胃静脉曲张（EGV）、出血、腹水、肝性脑病、黄疸等表现，肝硬化分为 6 期。

1 期无静脉曲张和其他并发症，根据肝静脉压力梯度（HVPG）是否≥10mmHg 分为 1a 和 1b 期。

2 期出现静脉曲张，但无 EGVB 或腹水。

3 期出现 EGVB，但无腹水或肝性脑病等失代偿表现。

4 期出现除 EGVB 以外的任意一项失代偿表现，包括腹水、显性肝性脑病（OHE）、确定部位的细菌感染（以肺部感染和 SBP 为主）、非梗阻性黄疸等，以腹水最为常见。

5 期出现 2 种失代偿表现。

6 期表现为反复发作的感染、肝外脏器功能障碍、慢加急性肝衰竭（ACLF）、顽固性腹水、持续性肝性脑病或黄疸。

1 期和 2 期患者无明显症状或并发症，为代偿期，5 年病死率分别为 1.5％和 10％；3～5 期患者出现 EGVB、腹水和肝性脑病等并发症，为失代偿期，5 年病死率分别为 20％、30％、88％；6 期为晚期失代偿期，1 年病死率高达 60％～80％。

七、治疗

目前，肝硬化的治疗以综合治疗为主。肝硬化早期以保肝为主，防止病情进一步加重；失代偿期除了保肝、恢复肝功能外，还要积极防治并发症。一般来说，治疗如下。

（一）去除病因

去除病因是最重要的肝硬化治疗措施。通过病因控制，尤其是乙型、丙型肝炎患者进行抗病毒治疗和酒精性肝硬化患者戒酒，可逆转部分患者的肝纤维化和肝硬化，或使部分失代偿期肝硬化患者向代偿期逆转。

（二）保护肝细胞功能，抑制肝脏炎症、纤维化、血管新生

迄今为止临床上尚缺乏特异有效的抗肝纤维化药物。甘草酸类制剂、水飞蓟宾、多烯磷脂酰胆碱等药物均具有较好的抗炎、清除活性氧和自由基、促进肝细胞修复和再生的作用；熊去氧胆酸、丁二磺酸腺苷蛋氨酸等对肝内胆汁淤积有一定疗效。

（三）合理饮食

肝硬化患者注意合理饮食，有利于恢复肝细胞功能，稳定病情。①优质高蛋白饮食，可以减轻体内蛋白质分解，促进肝脏蛋白质的合成，维持蛋白质代谢平衡。如肝功能显著减退或有肝性脑病先兆时，应严格限制蛋白质食物。②足够的糖类供应，既保护肝脏，又增强机体抵抗力，减少蛋白质分解。③肝功能减退，脂肪代谢障碍，要求低脂肪饮食，否则易形成脂肪肝。④高维生素及微量元素丰富的饮食，可以满足机体需要。

肝硬化患者合并营养不良时建议能量摄入量为25～35kcal/(kg·d)（1kcal＝4.184kJ），蛋白质摄入量为1.0～1.5g/(kg·d)，提倡增加进食频率，夜间加餐并适当补充膳食纤维、维生素和微量元素。

肝硬化腹水患者应适度限制钠的摄入（85～120mmol/d，相当于食盐5.0～6.9g/d），避免极端限钠（＜40mmol/d）。除非出现中、重度稀释性低钠血症（血钠＜125mmol/L），肝硬化腹水患者一般不需要限制水的摄入。

（四）积极防治并发症

1. 肝硬化腹水

利尿药是肝硬化腹水的一线治疗药物，可采用螺内酯单药、螺

内酯与呋塞米或托拉塞米联合治疗。首次发生腹水的患者可选择螺内酯单药治疗（起始剂量 40～100mg/d）。对于长期、反复发作腹水的患者，可采用呋塞米（起始剂量 40mg/d）联合螺内酯（起始剂量 100mg/d）的治疗方案。应答不佳时，可逐步加量（每 3d 呋塞米增加 40mg/d、螺内酯增加 100mg/d），直至最大剂量（呋塞米 160mg/d、螺内酯 400mg/d）。

腹腔穿刺大量放腹水是顽固性腹水的常用治疗方法，同时应输注白蛋白扩充血容量；特利加压素是治疗顽固性腹水的有效药物。当大量放腹水治疗无效时，应考虑经颈静脉肝内门体分流术（TIPS）治疗。

2. 食管-胃底静脉曲张出血（EGVB）

如肝硬化患者出现急性上消化道出血，应及时给予补液扩容治疗。急性 EGVB 或门静脉高压性胃肠病出血，应给予生长抑素（起始静脉注射 250μg，后予 250μg/h 微泵静脉滴注，最高剂量可至 500μg/h）或奥曲肽（起始静脉注射 50μg，后予 50μg/h 微泵静脉滴注）或特利加压素（前 48h 内每 4h 予 2mg，48h 后每 4h 予 1mg），同时使用抗生素。

肝硬化患者发生急性 EGVB，如生命体征稳定，推荐尽早（出血后 12～24h）行内镜检查和治疗，同时注意气道保护。三腔二囊管压迫止血可用于内镜和 TIPS 治疗前的桥接治疗。

3. 肝性脑病

防治的首要措施是去除诱因，乳果糖、利福昔明、拉克替醇是肝性脑病防治的一线用药。益生菌、益生元和合生元等微生态制剂，可以改善肠道菌群、减少肠道细菌移位并减轻内毒素血症和高动力循环，同时改善肠上皮细胞的营养状态、降低肠黏膜通透性，减轻肝脏的炎症和氧化应激，增加肝脏的氨清除，也可用于肝性脑病的防治。

（五）肝移植

肝移植是失代偿期肝硬化的最终治疗手段，当失代偿期肝硬化患者发生 EGVB、顽固性腹水、HRS、HPS、肝性脑病反复发作、

ACLF 或出现 PHC 时，应该纳入肝移植评估。

八、预后

肝硬化是慢性进展性疾病状态。经有效的病因治疗和规范的药物、内镜、介入等干预，肝硬化患者病情可在较长时间内维持稳定，部分患者甚至可发生肝硬化逆转或再代偿。

第二节 原发性肝癌

原发性肝癌主要包括肝细胞癌（HCC）、肝内胆管癌（ICC）和混合型肝细胞癌-胆管癌（cHCC-CCA）3 种不同病理学类型，其中 HCC 占 75%～85%。本文中的“肝癌”仅指 HCC。

一、病因

肝癌的病因仍不十分清楚。根据临床观察、流行病学资料和一些实验研究结果表明，肝癌可能主要与肝炎病毒、黄曲霉毒素、饮水污染有关。

二、病理

肝癌大体病理形态分为三型，即结节型、巨块型和弥漫型。传统上以肿瘤直径 5cm 为界，将肝细胞癌分为小肝癌（直径≤5cm）和大肝癌（直径>5cm）两类。中华医学会外科学分会肝脏外科学组的分类：微小肝癌（直径≤1cm）、小肝癌（直径>1cm 且≤5cm）、大肝癌（直径>5cm 且≤10cm）和巨大肝癌（直径>10cm）。

三、临床表现

1. 症状

肝区痛、消瘦、乏力、食欲缺乏、腹胀是肝癌的常见症状。

（1）肝区痛　最常见，多由肿瘤增大致使肝包膜绷紧所致，少数可由肝癌包膜下结节破裂，或肝癌结节破裂内出血所致。可表现为持续钝痛，呼吸时加重的肝区痛或急腹症，肿瘤侵犯膈肌疼痛可放射至右肩和右背，向后生长的肿瘤可引起腰痛。

（2）消化道症状　因无特征往往易被忽视，常见症状有食欲缺乏、消化不良、恶心、呕吐、腹泻等。

（3）全身症状　乏力、消瘦、全身衰竭，晚期患者可呈恶病质。

（4）黄疸　可因肿瘤压迫肝门、胆管癌栓、肝细胞损害等引起，多为晚期症状。

（5）发热　30%～50%患者有发热，一般为低热，偶可达39℃以上，呈持续或午后低热，偶呈弛张型高热。发热可因肿瘤坏死产物吸收、并发感染、肿瘤代谢产物所致。如不伴感染，为癌热，多不伴寒战。

（6）转移灶症状　肿瘤转移之处有相应症状，有时成为本病的初始症状。如肺转移可引起咯血、咳嗽、气急等。骨转移可引起局部痛或病理性骨折，椎骨转移可引起腰背痛、截瘫，脑转移多有头痛、呕吐、抽搐、偏瘫等。

（7）伴癌综合征　即肿瘤本身代谢异常或癌组织对机体的影响引起内分泌或代谢方面的综合征，可先于肝症状出现。

（8）自发性低血糖症　发生率10%～30%，肝细胞能异位分泌胰岛素或胰岛素样物质；肿瘤抑制胰岛素酶或分泌一种胰岛B细胞刺激因子或糖原储存过多；肝组织糖原贮存减少，肝功能障碍影响肝糖原的制备。以上因素造成血糖降低，形成低血糖症，严重者出现昏迷、休克导致死亡。

（9）红细胞增多症　2%～10%患者可发生，肝癌切除后常可恢复正常，可能与肝细胞产生促红细胞生成素有关。肝硬化患者伴红细胞增多症者宜警惕肝癌的发生。

（10）其他　罕见的尚有高钙血症、高脂血症、皮肤卟啉病、类癌综合征、异常纤维蛋白原血症等。

2. 体征

（1）肝脾大　进行性肝大是其特征性体征之一，肝质地硬，表面及边缘不规则，部分患者肝表面可触及结节状包块。并发肝硬化和门静脉高压者，门静脉或脾静脉内癌栓或肝癌压迫门静脉或脾静脉可出现脾大。

（2）腹腔积液 并发肝硬化和门静脉高压或门静脉、肝静脉癌栓所致。为淡黄色或血性腹腔积液。

（3）黄疸 常因癌肿压迫或侵入肝门内主要胆管或肝门处转移性肿大淋巴结压迫胆管所致梗阻性黄疸；癌肿广泛破坏肝脏引起肝细胞坏死形成肝细胞性黄疸。无论梗阻性或肝细胞性黄疸，亦无论肿瘤大小，一旦出现黄疸多属晚期。

（4）转移灶的体征 肝外转移以肺、淋巴结、骨和脑为最常见。转移灶发展到一定大小时可出现相应的体征，而较小的转移瘤往往无体征。

四、影像学检查

目前常用的影像学诊断方法有超声显像（US）、电子计算机断层扫描（CT）、磁共振成像（MRI）、数字减影血管造影（DSA）、放射性核素显像（SPECT）、选择性肝动脉造影等。

1. 超声显像（US）

US是肝癌定位诊断中最常用的分辨力高的定位诊断方法。典型肝癌超声表现为肝内实性占位，圆形或椭圆形，周边常可见低回声的声晕。内部多为低回声，也可表现为等回声、高回声或不均匀回声。

2. CT和MRI

动态增强CT、MRI扫描是肝脏超声和（或）血清AFP筛查异常者明确肝癌诊断的首选影像学检查方法。动态增强CT和MRI动脉期（主要在动脉晚期）肝肿瘤呈均匀或不均匀明显强化，门静脉期和（或）延迟期肝肿瘤强化低于肝实质。动态增强MRI对直径≤2.0cm肝癌的检出和诊断能力优于动态增强CT。肝癌影像学诊断主要根据为动态增强扫描的“快进快出”强化方式，“快进”为非环形强化，“快出”为非周边廓清。

3. 数字减影血管造影

数字减影血管造影（DSA）是肝癌患者血管内介入治疗前必须进行的检查，常采用经选择性或超选择性肝动脉插管进行。DSA 检查可以清楚显示肝动脉解剖和变异以及肿瘤血管、染色，明确肿瘤数目、大小及其血供丰富程度。

五、实验室检查

血清 AFP 是当前诊断肝癌和疗效监测常用且重要的指标。血清 AFP≥400μg/L，在排除妊娠、慢性或活动性肝病、生殖腺胚胎源性肿瘤以及其他消化系统肿瘤后，高度提示肝癌；而血清 AFP 轻度升高者，应结合影像学检查或作动态观察，并与肝功能变化对比分析，有助于诊断。

六、诊断

病人有乙型肝炎或丙型肝炎等肝病病史，甲胎蛋白（AFP）≥400μg/L，超声、CT 或 MRI 检查发现肝实质性肿块，且具有肝细胞癌典型影像学表现者，即可作出临床诊断。

肝细胞癌主要应与肝硬化、继发性肝癌、肝良性肿瘤、肝脓肿、肝包虫病，以及与肝毗邻器官如右肾、结肠肝曲、胃、胰腺等处的肿瘤相鉴别。

七、分期

中国肝癌的分期方案（CNLC）具体如下。

CNLC Ⅰa 期：体力活动状态（PS）0～2 分，肝功能 Child-Pugh A/B 级，单个肿瘤、直径≤5cm，无影像学可见血管癌栓和肝外转移。

CNLC Ⅰb 期：PS0～2 分，肝功能 Child-Pugh A/B 级，单个肿瘤、直径>5cm，或 2～3 个肿瘤、最大直径≤3cm，无影像学可见血管癌栓和肝外转移。

CNLC Ⅱa 期：PS 0～2 分，肝功能 Child-Pugh A/B 级，2～3

个肿瘤、最大直径＞3cm，无影像学可见血管癌栓和肝外转移。

CNLC Ⅱb 期：PS 0～2 分，肝功能 Child-Pugh A/B 级，肿瘤数目≥4 个，不论肿瘤直径大小，无影像学可见血管癌栓和肝外转移。

CNLC Ⅲa 期：PS 0～2 分，肝功能 Child-Pugh A/B 级，不论肿瘤直径大小和数目，有影像学可见血管癌栓而无肝外转移。

CNLC Ⅲb 期：PS 0～2 分，肝功能 Child-Pugh A/B 级，不论肿瘤直径大小和数目，不论有无影像学可见血管癌栓，但有肝外转移。

CNLC Ⅳ期：PS 3～4 分，或肝功能 Child-Pugh C 级，不论肿瘤直径大小和数目，不论有无影像学可见血管癌栓，不论有无肝外转移。

八、治疗

早期、综合、积极是肝癌治疗的三个重要原则。

（一）肝切除术

1. 基本原则

（1）彻底性　完整切除肿瘤，切缘无残留肿瘤。

（2）安全性　保留足够体积且有功能的肝组织（具有良好血供以及良好的血液和胆汁回流）以保证术后肝功能代偿，减少手术并发症，降低死亡率。

2. 适应证

肝脏储备功能良好的 CNLC Ⅰa 期、Ⅰb 期和Ⅱa 期肝癌的首选治疗方式是手术切除。

3. 肝癌根治性切除标准

（1）术中判断标准　①肝静脉、门静脉、胆管以及下腔静脉未见肉眼癌栓；②无邻近脏器侵犯，无肝门淋巴结或远处转移；③肝脏切缘距肿瘤边界≥1cm；如切缘＜1cm，则切除肝断面组织学检查无肿瘤细胞残留，即切缘阴性。

（2）术后判断标准　①术后 1～2 个月行超声、CT、MRI 检查（必须有其中两项）未发现肿瘤病灶；②如术前血清 AFP、DCP 和 7 个 microRNA 组合等肿瘤标志物升高者，则要求术后 2～3 个月肿瘤标志物定量测定，其水平降至正常范围内。术后肿瘤标志物如 AFP 下降速度，可以早期预测手术切除的彻底性。

4. 手术切除技术

肝切除时经常采用入肝（肝动脉和门静脉）和出肝（肝静脉）血流控制技术；术前三维可视化技术有助于提高肝切除的准确性；腹腔镜技术具有创伤小和术后恢复快等优点，但对于巨大肝癌、多发肝癌、位于困难部位及中央区紧邻重要管道的肝癌和肝癌合并重度肝硬化者，建议经严格选择后由经验丰富的医师实施。

5. 手术为基础的综合治疗策略

（1）肝癌的转化治疗　转化治疗指不适合手术切除的肝癌患者，经过干预后获得手术切除的机会，干预手段包括有功能的 FLR 转化、肿瘤学转化等。

（2）肝癌的新辅助治疗　新辅助治疗是指对于适合手术切除但具有术后高危复发转移风险的肝癌患者（CNLC Ⅰb～Ⅱa 期和部分 CNLC Ⅱb、Ⅲa 期），在术前先进行局部治疗或系统抗肿瘤治疗，以期消灭微小病灶、降低术后复发转移率、延长生存期。

（3）肝癌术后辅助治疗　术后辅助治疗是降低肿瘤复发转移风险，改善患者生存的重要手段。术后辅助治疗的人群主要是适合手术切除且具有高危复发转移风险的肝癌患者。术后评估的高危复发转移因素一般包括：肿瘤破裂、肿瘤直径＞5cm、多发肿瘤、微血管侵犯、大血管侵犯、淋巴结转移、切缘阳性或窄切缘、组织分化 Edmondson Ⅲ～Ⅳ级等。

（二）肝移植术

肝移植是肝癌根治性治疗手段之一，尤其适用于肝功能失代偿、不适合手术切除及消融治疗的小肝癌患者。

1. 肝癌肝移植适应证

2024 年版《原发性肝癌诊疗指南》推荐 UCSF 标准作为中国

肝癌肝移植适应证标准，即：单个肿瘤直径≤6.5cm；肿瘤数目≤3个，其中最大肿瘤直径≤4.5cm，且肿瘤直径总和≤8.0cm；无大血管侵犯。

2. 肝癌肝移植术后复发转移的预防和治疗

肿瘤复发转移是肝癌肝移植术后面临的主要问题。其危险因素包括肿瘤分期、肿瘤血管侵犯、术前血清AFP水平以及免疫抑制剂用药方案等。

术后早期撤除或无激素方案、减少肝移植后早期钙调磷酸酶抑制剂的用量可以降低肿瘤复发转移率。肝癌肝移植术后采用以哺乳动物雷帕霉素靶蛋白抑制剂（如雷帕霉素、依维莫司）为主的免疫抑制方案可以减少肿瘤复发转移。

（三）消融治疗

目前，消融治疗已经被认为是手术切除之外治疗小肝癌的根治性治疗方式。

消融治疗主要适用于CNLC Ⅰa期及部分Ⅰb期肝癌（即单个肿瘤、直径≤5cm；或2～3个肿瘤、最大直径≤3cm）。

消融治疗后定期复查动态增强CT、动态增强MRI扫描、超声造影和血清学肿瘤标志物，以评价消融效果。

（四）经动脉介入治疗

TACE是肝癌最常用的经血管内介入治疗方法，TACE是指将带有化疗药物的碘化油乳剂或载药微球、辅以颗粒型栓塞剂等经肿瘤供血动脉支的栓塞治疗；主要适用于CNLC Ⅱb、Ⅲa和部分Ⅲb期肝癌患者。

TACE必须遵循规范化和个体化的方案，提倡精细TACE治疗，以减少肿瘤异质性导致TACE疗效的差异。提倡TACE联合消融治疗、放射治疗、外科手术、HAIC、分子靶向药物、免疫治疗和抗病毒治疗等综合治疗，以进一步提高TACE疗效。

（五）放射治疗

CNLC Ⅲa期肝癌患者，合并可切除门脉癌栓的肝癌患者可以行术前新辅助放射治疗或术后辅助放射治疗，延长生存；对于不能手术切除者，可以行姑息性放射治疗，或放射治疗与 TACE 等联合治疗，延长患者生存。CNLC Ⅲb 期肝癌患者，淋巴结、肺、骨、脑或肾上腺转移可采用外放射治疗减轻疼痛、梗阻或出血等症状。

肝肿瘤照射剂量：SBRT 一般推荐≥(45～60)Gy/(3～10)Fx，常规分割放射治疗一般为 50～75Gy，照射剂量与患者生存密切相关。部分肝内病灶或肝外转移灶可以行低分割放射治疗，以提高单次剂量、缩短放射治疗时间。

（六）系统治疗

系统治疗或称之为全身性治疗，主要指抗肿瘤治疗，包括分子靶向药物治疗、免疫检查点抑制剂治疗、化学治疗和中医中药治疗等。

系统抗肿瘤治疗在不可手术切除的中晚期肝癌中的适应证主要为：①CNLC Ⅲa、Ⅲb 期肝癌患者；②不适合手术切除或 TACE 治疗的 CNLC Ⅱb 期肝癌患者；③TACE 治疗抵抗或 TACE 治疗失败的肝癌患者。

一线系统抗肿瘤治疗如下。

（1）阿替利珠单克隆抗体联合贝伐珠单克隆抗体，用于既往未接受过全身系统性治疗的不可切除肝癌患者。

（2）信迪利单克隆抗体联合贝伐珠单克隆抗体类似物，用于既往未接受过系统抗肿瘤治疗的不可切除或转移性肝癌的一线治疗。

（3）甲磺酸阿帕替尼联合卡瑞利珠单克隆抗体，用于不可切除或转移性肝癌患者的一线治疗。

（4）多纳非尼，用于既往未接受过全身系统性抗肿瘤治疗的不可切除肝癌患者。

（5）仑伐替尼，适用于不可切除的肝功能 Child-Pugh A 级的晚期肝癌患者。

（6）替雷利珠单克隆抗体，用于一线治疗不可切除或转移性肝癌患者。

(7) 索拉非尼是第一个被批准用于肝癌系统抗肿瘤治疗的分子靶向药物。

(8) 系统化疗如 FOLFOX4 方案用于不适合手术切除或局部治疗的局部晚期和转移性肝癌。

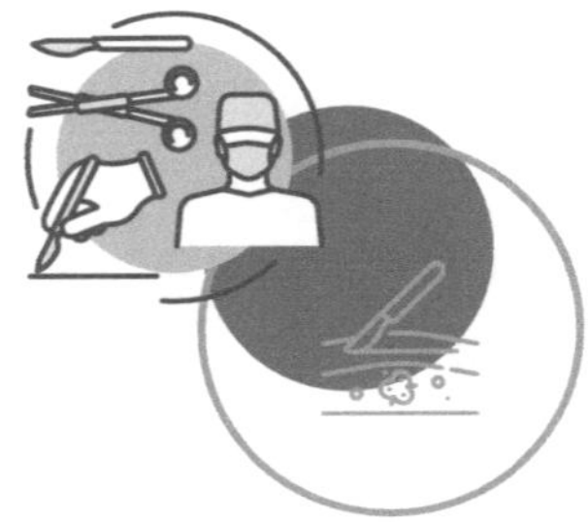

·第八章·

胆道疾病

第一节　胆囊结石

胆囊结石是指原发于胆囊内的结石，其病变程度有轻有重，有的可无临床症状，即所谓的无症状胆囊结石或安静的胆囊结石；有的可以引起胆绞痛或胆囊内外的各种并发症。

一、病因

胆囊结石的成因迄今未完全明确，可能为综合因素引起。

（1）代谢因素　正常胆囊胆汁中胆盐、磷脂酰胆碱、胆固醇按一定比例共存于稳定的胶态离子团中，当胆固醇与胆盐之比低于1∶13时，胆固醇沉淀析出，聚合成较大结石。

（2）胆管感染　细菌感染在胆结石形成中有着重要作用，细菌感染除引起胆囊炎外，其菌落、脱落上皮细胞等均可成为结石的核心，胆囊内炎性渗出物的蛋白成分也可成为结石的支架。

（3）其他　胆囊管异常造成胆汁淤滞、胆汁pH值过低、维生素A缺乏等，也都可能是结石的成因之一。

二、诊断

1. 病史要点

（1）诱因　有饱餐、进食油腻食物等病史。

（2）右上腹阵发性绞痛　常是临床上诊断胆石症的依据，但症状可能不典型，不容易与其他原因引起的痉挛性疼痛鉴别，亦不易区别症状是来自胆囊还是胆管。

（3）胃肠道症状　恶心、呕吐，食后上腹饱胀、压迫感。

（4）发热　患者常有轻度发热，无畏寒，如出现高热，则表明已经有明显炎症。

2. 查体要点

右上腹有不同程度的压痛及反跳痛，Murphy 征可呈阳性。如并发胆囊穿孔或坏死，则有急性腹膜炎症状。

3. 辅助检查

（1）血常规　白细胞和中性粒细胞轻度升高或正常。

（2）B 超检查　是第一线的检查手段，结果准确可靠，达 95%以上。超声显示胆囊内强回声团、随体位改变而移动、其后有声影。

4. 诊断标准

上述病史 1、2 项辅以查体以及 B 超检查多能确诊。

5. 鉴别诊断

胆囊结石急性发作期症状与体征易与胃十二指肠溃疡穿孔、急性阑尾炎（尤其高位阑尾）、急性腹膜炎、胆管蛔虫病、右肾结石和心绞痛等相混淆，注意鉴别，辅以适当检查，多能区分。

三、治疗

（1）一般治疗　卧床休息，禁食或饮食控制，忌油腻食物。

（2）药物治疗　鹅去氧胆酸、熊去氧胆酸有一定疗效。

（3）手术治疗　胆囊切除术是胆囊结石患者的首选治疗方法。腹腔镜胆囊切除术以最小的创伤切除了胆囊，而且没有违背传统的外科原则，符合现代外科发展的方向，已取代传统的开腹手术成为治疗胆囊结石的“金标准”。

（4）并发症　胆漏，术中、术后出血，胆管损伤，胆总管残余结石，残余小胆囊。

四、预后

部分患者饮食控制得当可以终身不急性发作。手术切除胆囊后对患者生活质量没有明显影响，部分患者有轻度腹泻等胃肠症状。

第二节　胆道闭锁

胆道闭锁并非少见疾病，至少占新生儿长期阻塞性黄疸的半数病例，其发病率为 1∶8000～1∶14000，但地区和种族有较大差异，以亚洲报道的病例居多，东方民族的发病率高 4～5 倍，男女之比为 1∶2。

一、病因

在病因方面有诸多学说，如先天性发育不良学说、血运障碍学说、病毒学说、炎症学说、胰胆管连接畸形学说、胆汁酸代谢异常学说和免疫学说等。先天性发育畸形学说认为，胚胎期 2～3 个月时若胆管无空泡化或空泡化不完全，则形成胆道全部或部分闭锁。

二、病理

一般将胆道闭锁分为肝内和肝外两型。肝内型者可见小肝管排列不整齐、狭窄或闭锁。肝外型者为任何部位肝管或胆总管狭窄、闭锁或完全缺如。胆囊纤维化呈皱缩花生状物，内有少许无色或白色黏液。胆囊可缺如，偶尔也有正常胆囊存在。

肝外胆道闭锁主要分为三型：Ⅰ型，只涉及胆总管；Ⅱ型，肝胆管闭锁；Ⅲ型，肝门部胆管闭锁。以Ⅲ型最为常见。

三、临床表现

1. 黄疸

胆道闭锁的典型病例，婴儿为足月产，在生后1～2周时往往被家长和医生视作正常婴儿，大多数并无异常，粪便色泽正常，黄疸一般在生后2～3周逐渐显露，有些病例的黄疸出现于生后最初几天，易被误诊为生理性黄疸。粪便逐渐变为棕黄、淡黄和米色，以后成为无胆汁的陶土样灰白色。但在病程较晚期时，偶可略现淡黄色，这是因胆色素在血液和其他器官内浓度增高而少量胆色素经肠黏膜进入肠腔掺入粪便所致。尿色较深，将尿布染成黄色。黄疸出现后，通常不消退，且日益加深，皮肤变成金黄色甚至褐色，可因瘙痒而有抓痕，有时可出现脂瘤性纤维瘤，但不常见。个别病例可发生杵状指，或伴有发绀。

2. 肝脾大

肝脏肿大，质地坚硬。脾脏在早期很少扪及，如在最初几周内扪及肿大的脾脏，可能是肝内原因，随着疾病的发展而出现门静脉高压症。

3. 营养及发育不良

在疾病初期，婴儿全身情况尚属良好，但有不同程度的营养不良，身长和体重不足。母亲时常叙述婴儿显得兴奋和不安，此兴奋状况可能与血清胆汁酸增加有关。疾病后期可出现各种脂溶性维生素缺乏现象，维生素D缺乏可伴发佝偻病串珠和增大的骨骺。

四、实验室及辅助检查

（1）血清总胆红素增高，结合胆红素的比例亦相应增高。

（2）血清胆红素的动态观察　每周测定血清胆红素，如胆红素量曲线随病程趋向下降，则可能是肝炎；若持续上升，提示为胆道闭锁。

（3）超声检查　若未见胆囊或见有小胆囊（1.5cm以下），则疑为胆道闭锁。

(4) ^{99m}Tc-EHIDA 胆管显像　在胆道闭锁早期，肝细胞功能良好，5min 显现肝影，但之后未见胆管显影，甚至 24h 后亦未见肠道显影。

(5) 胆管造影检查　ERCP 已应用于早期鉴别诊断，造影发现胆管闭锁有以下情况：①仅胰管显影；②有时可发现胰胆管合流异常，胰管与胆管均能显影，但肝内胆管不显影，提示肝内型闭锁。新生儿肝炎综合征有下列征象：①胰胆管均显影正常；②胆总管显影，但较细。

五、诊断

出生后 1～2 个月出现持续性黄疸、陶土色大便、深茶色尿，伴肝大者均应怀疑本病。以下有助于确诊。

① 黄疸超过 3～4 周仍呈进行性加重，利胆药物治疗无效；对苯巴比妥和激素治疗无反应；以直接胆红素升高为主的血清胆红素持续升高。

② 十二指肠引流液内无胆汁。

③ 超声检查显示肝外胆管和胆囊发育不良或缺如。

④ ^{99m}Tc-EHIDA 扫描肠内无核素显示。

⑤ ERCP 和 MRCP 显示胆道闭锁。

六、鉴别诊断

本病需与新生儿肝炎、先天性代谢异常、溶血病、药物（如维生素 K）和严重脱水等引起胆汁浓缩、排出不畅所致的暂时性黄疸相鉴别，上述疾病经 1～2 个月抗感染、利胆或激素治疗后黄疸逐渐减轻至消退。超声检查、MRCP 或 ERCP 检查对鉴别诊断有帮助。

七、治疗

手术是唯一有效的治疗方法，宜在出生后 2 个月内进行。尚有部分肝外胆管通畅、胆囊大小正常者，可用胆囊或肝外胆管与空肠行 Roux-en-Y 吻合。肝门部胆管闭锁、肝内仍有胆管腔者，可采用 Kasai 肝门-空肠吻合术。术后应用广谱抗生素、去氢胆酸和泼尼松龙利胆消炎，以及静脉营养等支持疗法。

第三节 胆囊息肉

胆囊息肉（gallbladder polyps）是形态学名称，泛指向胆囊腔内突出或隆起的病变，呈球形、半球形或乳头状，有蒂或无蒂，多为良性。

一、病理

（1）肿瘤性息肉样病变　包括腺瘤和腺癌。腺瘤性息肉可呈乳头状或非乳头状，为真性肿瘤，可单发或多发，有时可充满胆囊腔，可并发慢性胆囊炎及胆囊结石。

（2）非肿瘤性息肉样病变　大部分为此类。常见的如炎症性息肉、胆固醇性息肉、腺瘤性增生等。胆固醇性息肉最常见，不是真正的肿瘤，直径常在 1cm 以内，并有蒂，常为多发性；炎症性息肉可单发或多发，直径常＜1.0cm，常并发慢性胆囊炎及胆囊结石。此外，腺肌增生或腺肌瘤属胆囊的增生性改变，可呈弥漫性或局限性改变，其特点是由过度增生的胆囊黏膜上皮向增厚的肌层陷入而形成。其他如黄色肉芽肿、异位胃黏膜或胰腺组织等，也均罕见。

（3）具有恶变倾向的胆囊息肉的特征

① 直径≥10mm；

② 合并胆囊结石、胆囊炎；

③ 单发息肉或无蒂息肉，息肉生长速度快（生长速度＞3mm/6 个月）；

④ 腺瘤样息肉。

二、临床表现

胆囊良性肿瘤的主要症状与慢性胆囊炎相似，有上腹部疼痛不适、消化不良的表现。胆囊颈部息肉影响胆汁排泄时，可有胆囊肿大、积液。

一般无阳性体征，有时可扪及胀大的胆囊。

三、辅助检查

（1）常规检查　B超检查可检出胆囊息肉的位置、大小、根有无蒂等情况，但对病变的性质难以确定。

（2）其他检查　CT检查对较小的胆囊息肉诊断价值不大，但对肝脏、胰腺有较高的分辨率。

四、治疗

1. 一般治疗

息肉直径＜0.5cm，无症状、多发、生长速度不快者，可随诊观察。

2. 手术治疗

一般行腹腔镜胆囊切除，除非术前已高度怀疑是胆囊癌。

对胆囊息肉是否手术有不同意见，以下几点可供参考。

① 息肉大小及增长快慢：直径＞1cm的或短期内增大迅速者恶性可能性大，＜0.5cm可随诊观察。

② 数目：多发者常为胆固醇息肉等非肿瘤性息肉样病变，腺瘤或癌多为单发。

③ 形状：乳头状、蒂细长者多为良性，不规则、基底宽或局部胆囊壁增厚者，应考虑恶性。

④ 部位：腺肌性增生好发于胆囊底部，位于胆囊体部且疑为恶性息肉样病变者，易浸润肝，应积极治疗。

⑤ 症状：有症状者考虑手术治疗。

第四节　胆囊癌

胆囊癌较少见，预后极差。胆囊癌发病年龄绝大多数为60～

70 岁，女性发病率为男性的 2～3 倍，80％以上的患者并发胆囊结石。

一、危险因素

（1）胆囊结石　约 85％的胆囊癌患者合并胆囊结石。胆囊结石患者患胆囊癌的风险是无胆囊结石人群的 13.7 倍。胆囊结石的直径和数目与胆囊癌的发生呈正相关；胆固醇和混合胆固醇类胆囊结石的危险度更高。

（2）胆囊息肉样病变　具有恶变倾向的胆囊息肉有以下特征：

① 直径≥10mm；

② 合并胆囊结石、胆囊炎；

③ 单发息肉或无蒂息肉，息肉生长速度快（生长速度＞3mm/6 个月）；

④ 腺瘤样息肉。

（3）胆囊慢性炎症　胆囊慢性炎症伴有黏膜腺体内的不均匀钙化或点状钙化被认为是癌前病变。胆囊壁钙化可形成瓷性胆囊，约 25％的瓷性胆囊与胆囊癌发生高度相关。

（4）“保胆取石”术后胆囊　“保胆取石”术后，导致结石形成的危险因素和胆囊炎症未消除。

（5）其他可能危险因素　可能的危险因素有先天性胰胆管汇合异常、胆囊腺肌症、胆道系统慢性感染、肥胖与糖尿病、原发性硬化性胆管炎、吸烟等。

对伴有胆囊癌危险因素的胆囊良性疾病患者，应择期行胆囊切除术，“保胆取石”是不规范的治疗方法。若不手术，应每 3 个月到大型医院肝胆胰外科或普通外科就诊，行超声和肿瘤标志物等检查，进行密切随访。

二、病理

胆囊癌多发生于胆囊体或底部，80％为腺癌。胆囊癌大体上分为浸润型、腔内生长型和混合型。

（1）浸润型　最多见，可分为局部浸润型和弥漫浸润型。

① 局部浸润型：亦称内生型，表现为胆囊壁局限性增厚和僵硬。

② 弥漫浸润型：表现为胆囊壁弥漫性增厚和僵硬，呈浸润性灰白色肿块，生长迅速，易侵犯周围组织及器官，如肝脏、胆管及结肠肝曲等。

（2）腔内生长型　亦称外生型；肿瘤可呈息肉状、菜花样或结节状突入胆囊腔内，外周浸润少。

（3）混合型　表现为胆囊壁增厚、僵硬及萎缩，可侵犯周围组织及器官，同时向胆囊腔内生长形成肿块。

按病变侵犯范围，将胆囊癌分为 5 期。Ⅰ期，黏膜内原位癌；Ⅱ期，侵犯黏膜和肌层；Ⅲ期，侵犯胆囊壁全层；Ⅳ期，侵犯胆囊壁全层并周围淋巴结转移；Ⅴ期，侵及肝和（或）转移至其他脏器。

三、临床表现

胆囊癌缺乏特异性临床症状，早期诊断困难。胆囊癌的临床症状有中上腹及右上腹疼痛不适、消化不良、嗳气、纳差、黄疸和体重减轻等。常并发胆囊结石病史 5 年以上；不并发胆囊结石的胆囊癌患者，病程多较短，常在半年左右。黄疸往往是晚期表现。胆囊癌的转移早而广泛，最常见的是引起肝外胆管梗阻、进行性肝衰竭及肝脏的广泛转移。如癌肿侵犯十二指肠，可出现幽门梗阻症状。

晚期常有黄疸、右上腹部硬块、体重下降。

四、辅助检查

（1）肿瘤标志物　血清 CA19-9 和（或）癌胚抗原升高是最常用的诊断胆囊癌的肿瘤标志物。

（2）超声检查　超声检查是胆囊疾病初步筛查及动态随访观察的首选检查方法。

（3）内镜超声　内镜超声检查可精确显示胆囊腔内肿块、浸润囊壁结构及深度，以及肝脏、胆道受侵犯的情况。内镜超声引导下细胞学穿刺病理活检可鉴别病变性质。

（4）多层螺旋 CT 检查 诊断准确率为 83.0%～93.3%，可显示胆囊壁被侵犯程度、毗邻器官是否受累及淋巴结转移情况。

（5）MRI 检查 准确率为 84.9%～90.4%。磁共振胰胆管成像可清晰显示胰胆管解剖关系。动态增强 MRI 联合血管成像可明确肿瘤大小、肝脏侵犯程度、血管侵犯、腹腔淋巴结转移及远处转移等。

（6）正电子发射型计算机断层显像（PET）检查 PET 检查对胆囊癌灵敏度高，可发现胆囊癌早期病变，检出最大径≤1.0cm 的转移淋巴结和转移病灶。当 CT 或 MRI 检查有可疑发现时，建议行 PET-CT 检查。

五、胆囊癌 TNM 分期（AJCC 第 8 版）

1. 原发肿瘤（T）

Tx：原发肿瘤无法评估。

T0：无原发肿瘤的证据。

Tis：原位癌。

T1：肿瘤侵犯胆囊固有层或肌层。

T1a：肿瘤侵犯固有层。

T1b：肿瘤侵犯肌层。

T2：肿瘤侵犯腹膜侧肌周结缔组织，但未超出浆膜（脏腹膜）；或侵犯肝侧肌周结缔组织，但未进入肝脏。

T2a：侵犯腹膜侧肌周结缔组织，但未超出浆膜（脏腹膜）。

T2b：侵犯肝侧肌周结缔组织，但未进入肝脏。

T3：肿瘤侵透浆膜（脏腹膜）和（或）直接侵犯肝脏和（或）侵犯一个其他邻近器官或组织，如胃、十二指肠、结肠、胰腺、网膜、肝外胆管。

T4：肿瘤侵犯门静脉或肝动脉，或侵犯两个或更多肝外器官或组织。

2. 区域淋巴结（N）

Nx：区域淋巴结无法评估。

N0：无区域淋巴结转移。

N1：1～3 个区域淋巴结转移。

N2：4 个及 4 个以上区域淋巴结转移。

3. 远处转移（M）

M0：无远处转移。

M1：有远处转移。

4. 分期标准

0 期：Tis N0 M0。

Ⅰ期：T1 N0 M0。

ⅡA 期：T2a N0 M0。

ⅡB 期：T2b N0 M0。

ⅢA 期：T3 N0 M0。

ⅢB 期：T1～3 N1 M0。

ⅣA 期：T4 N0～1 M0。

ⅣB 期：任何 T N2 M0，任何 T 任何 N M1。

六、治疗

手术切除是胆囊癌唯一有效的治疗。

1. 单纯胆囊切除术

适用于 AJCC 0 期和Ⅰ期胆囊癌。这些病例几乎都是因胆囊结石、胆囊炎行胆囊切除后病理检查偶然发现的，癌肿局限于胆囊黏膜层或达固有层，未侵犯肌层，不必再行手术。

2. 胆囊癌根治性切除术

适用于ⅡA、ⅡB、ⅢA 期胆囊癌。切除范围除胆囊外，还包括肝Ⅳb 段（方叶）和Ⅴ段切除或亚肝段切除，并做胆囊引流区域淋巴结的清扫。

3. 胆囊癌扩大根治术

适应证为某些ⅢB、ⅣA 或ⅣB 期胆囊癌。手术范围包括肝右三叶切除，甚至肝十胰十二指肠切除。

4. 姑息性手术

适用于不能切除的胆囊癌，方法包括肝管空肠 Roux-en-Y 吻合内引流术，经皮经肝穿刺或经内镜在胆管狭窄部位放置内支撑管引流术以及胃空肠吻合术等，目的是减轻或解除肿瘤引起的黄疸或十二指肠梗阻。

5. 非手术治疗

包括化疗、放疗、分子靶向治疗、免疫治疗等。

第五节　胆管癌

胆管癌包括肝门部胆管、肝总管、胆总管区域内的原发性癌肿。60 岁以上多见。男性稍多，男女之比约为 3∶2。

一、病因

本病病因至今尚不清楚，有 16%～30%的胆管癌患者伴有胆结石；先天性胆总管囊肿患者胆管癌发生率高；胆管良性乳头状瘤可转变为胆管癌；原发性硬化胆管炎并发溃疡性结肠炎者发生胆管癌的比例高；胆管血吸虫病也是其病因之一。

二、病理

根据癌肿部位常分为肝门部（上段）胆管癌（Klatskin 肿瘤）、中段胆管癌及下段胆管癌。肝门部胆管癌系指左右肝管主干及其与肝总管汇合部的癌肿，约占胆管癌的 1/3～1/2，多发生于左肝管，癌肿常向对侧肝管及肝总管浸润。中段胆管癌多位于胆囊管、肝总管、胆总管三者交界处。下段胆管癌主要指胆总管下端癌，多归为壶腹部肿瘤。

肝门部胆管癌 Bismuth-Corlette 分四型：Ⅰ型，肿瘤位于肝总管，未侵犯左、右肝管汇合部；Ⅱ型，肿瘤侵犯汇合部，未侵犯左或右肝管；Ⅲa 型，已侵犯右肝管；Ⅲb 型，已侵犯左肝管；Ⅳ型，同时侵犯左、右肝管。

病理大体分型如下。

① 乳头状型：好发于胆管下段，呈息肉样突入腔内，有时为多发且有大量的黏液分泌物。

② 结节型：肿瘤小而且局限，表现为胆管壁增厚，结节突向胆管腔，多发生在中段。

③ 硬化型：胆管壁广泛增厚、管腔狭窄，胆管周围纤维化，难与硬化性胆管炎相鉴别。

三、临床表现

主要临床表现为伴有上腹部不适的进行性黄疸、食欲缺乏、消瘦和瘙痒等。如并发胆结石及胆管感染，可有发冷、发热等，且有阵发性腹痛及隐痛。当肿瘤来源于一侧肝管时，早期可不出现黄疸，直至肿瘤延伸至肝总管或对侧肝管时，才出现明显的阻塞性黄疸。黄疸一般进展较快，呈进行性加重。

查体可见肝大、质硬和胆囊不肿大；如为胆总管下端部癌，则可扪及肿大的胆囊；如肿瘤破溃出血，可有黑便或大便潜血试验阳性、贫血等表现。

四、辅助检查

1. 实验室检查

血清总胆红素、直接胆红素进行性升高。肿瘤标志物 CA19-9、CEA 升高有助于诊断。

2. 超声检查

显示肝内胆管扩张、肝外胆管壁增厚或胆管内肿物。超声内镜探头频率高且能避免肠气的干扰，可帮助判断胆管癌浸润深度，也可直接穿刺肿瘤活检。

3. CT、MRI

胆道成像能显示胆道梗阻的部位、病变性质等。

4. 经皮肝穿刺胆管造影（PTC）

是最直接而可靠的诊断方法。能够清晰显示胆道病变及其部位；内镜逆行胰胆管造影（ERCP）对下段胆管癌的诊断和治疗均有帮助。

五、诊断

根据进行性黄疸的病史，结合影像学表现，一般均可做出正确诊断。

六、鉴别诊断

不应满足于阻塞性黄疸以及胆管结石或胆管炎性狭窄的诊断，应与胆囊癌鉴别，还需要与肝门部转移癌、肝门部肝细胞性肝癌、肝门淋巴结转移癌或淋巴瘤相鉴别。近端胆管癌常并发胆囊结石、肝胆管结石，胆管癌梗阻性黄疸并发感染时可出现胆管炎的症状、体征。在B超检查中结石及胆囊癌容易被发现。

七、治疗

1. 手术治疗

(1) 上段胆管癌（肝门部胆管癌）　Bismuth-Corlette Ⅰ型、部分Ⅱ型肝门部胆管癌切除胆囊和肝外胆管即可，胆管空肠 Roux-en-Y 吻合重建胆道；部分Ⅱ型、Ⅲa型或Ⅲb型，除了行胆囊和肝外胆管切除外，需根据不同情况做小范围肝切除（如Ⅳ段或Ⅳ+Ⅴ段切除），少数病人需要做同侧半肝切除，附加或不加肝尾状叶切除。

(2) 中段胆管癌　切除肿瘤及距肿瘤边缘约1.0cm的胆管，肝十二指肠韧带“脉络化”，肝管空肠 Roux-en-Y 吻合术。

(3) 下段胆管癌　需行胰十二指肠切除术。肿瘤累及肝、胰腺或十二指肠，需作肝+胰十二指肠联合切除，少数病人可以获得完全治愈的效果。

2. 姑息治疗

单纯姑息性胆道引流可选胆道支架置入或经皮胆道引流；对于胆管癌姑息性治疗，可依据患者身体状况和意愿行肝动脉灌注化疗术联合系统治疗、光动力治疗或胆管腔内 RFA。

3. 化疗

晚期肝门部胆管癌推荐 5 个标准治疗方案，分别是度伐利尤单抗＋吉西他滨联合顺铂、帕博利珠单抗＋吉西他滨联合顺铂、吉西他滨联合顺铂、吉西他滨联合替吉奥以及卡培他滨联合奥沙利铂。对于体能状况良好的患者，可以考虑吉西他滨＋顺铂＋替吉奥三药联合化疗。此外还可以考虑吉西他滨或氟尿嘧啶为基础的其他两药联合化疗方案。

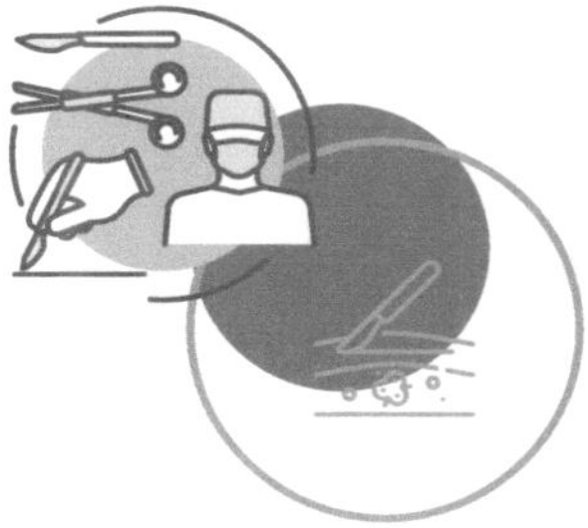

·第九章·

胰腺疾病

第一节　急性胰腺炎

急性胰腺炎（AP）是因胰酶异常激活对胰腺自身及周围器官产生消化作用而引起的、以胰腺局部炎性反应为主要特征的急腹症。临床表现为突然上腹或中上腹疼痛，呈持续性，向腰背部放射，伴恶心、呕吐，部分可出现全身炎症反应综合征（SIRS），严重者可并发器官功能衰竭。

一、病因

在我国，胆石症是急性胰腺炎的主要病因，其次为高甘油三酯血症及过度饮酒。其他少见病因包括外伤性、药物性、感染性、高钙血症、自身免疫、肿瘤、ERCP术后胰腺炎（PEP）等。

二、病理

基本病理改变是胰腺的水肿、充血、出血和坏死。

（1）急性水肿性胰腺炎　胰腺肿胀变硬，充血，胰周可有积液。

（2）急性出血坏死性胰腺炎　病变以胰腺实质出血、坏死为特征。胰腺肿胀，呈暗紫色，分叶结构模糊，坏死灶呈灰黑色。

三、临床表现

（1）症状　典型的症状为急性发作的持续性上腹部剧烈疼痛，常向背部放射，伴有腹胀、恶心、呕吐，且呕吐后疼痛不缓解。可有轻中度发热，重症患者可有心率和呼吸增快、血压下降、少尿等表现。

（2）体征　轻症患者可有上腹压痛，严重患者有上腹或全腹腹肌紧张、压痛、反跳痛，肠鸣音减弱或消失。伴麻痹性肠梗阻者有腹部膨隆，胰腺坏死出血者可在腰部、季肋部和下腹部皮肤出现大片青紫色瘀斑，称 Grey-Turner 征；若出现在脐周，称 Cullen 征。胆总管结石或十二指肠壶腹部梗阻可有黄疸。

四、辅助检查

（1）外周血白细胞计数　常明显升高。

（2）血清淀粉酶　在发病 6h 后升高，48h 后下降，血清淀粉酶大于正常值上限的 3 倍可考虑诊断 AP。

（3）血清脂肪酶　在发病 24h 后升高，持续 7d，大于正常值上限的 3 倍可考虑诊断 AP。

（4）血生化　AST、LDH 可升高，血钙降低；胆源性胰腺炎可有胆红素升高，HTGP 者 TG 明显升高。

（5）C 反应蛋白（CRP）　组织损伤和炎症反应的标志物，胰腺坏死时明显升高（＞150mg/dL）。

（6）腹部 B 超　可见胰腺肿大、胰腺异常及胰周积液，能诊断胆囊结石，了解胆管情况。

（7）CT 检查　对 AP 的诊断、鉴别诊断、评估严重程度有重要价值。增强 CT 是诊断胰腺坏死的最佳方法，发病 72h 后能检测出胰腺实质坏死。急性胰腺炎早期典型的影像学表现为胰腺水肿、胰周渗出、胰腺和（或）胰周组织坏死等。

(8) MRI 检查 能发现增强 CT 难以诊断的胰周脂肪坏死，可鉴别胰腺假性囊肿和包裹性坏死。

五、诊断

急性胰腺炎的诊断标准包括以下 3 项。

(1) 上腹部持续性疼痛。

(2) 血清淀粉酶和（或）脂肪酶浓度至少高于正常上限值 3 倍。

(3) 腹部影像学检查结果符合急性胰腺炎影像学改变。

上述 3 项标准中符合 2 项即可诊断为急性胰腺炎。

六、鉴别诊断

(1) 消化性溃疡急性穿孔 有较典型的溃疡病史，腹痛突然加剧，腹肌紧张，肝浊音消失，X 线透视见膈下有游离气体等。

(2) 胆石症和急性胆囊炎 常有胆绞痛史，疼痛位于右上腹，常放射到右肩部，Murphy 征阳性，血及尿淀粉酶轻度升高，B 超及 X 线胆道造影可明确诊断。

(3) 急性肠梗阻 腹痛为阵发性，腹胀，呕吐，肠鸣音亢进，有气过水声，无排气，可见肠型，腹部 X 线可见液气平面。

(4) 心肌梗死 有冠心病史，突然发病，有时疼痛限于上腹部，心电图显示心肌梗死图像，血清心肌酶升高，血淀粉酶正常。

七、病程分期

急性胰腺炎的病程可分为早期和后期，两个阶段相互重叠，分别对应急性胰腺炎病程中的两个死亡高峰。

(1) 早期 指发病至发病后 2 周，其特点为出现全身炎症反应综合征（SIRS）及器官功能障碍。

(2) 后期 指发病 2 周后，其特点为有可能持续存在的 SIRS、器官功能障碍和局部并发症。

八、并发症

全身并发症主要有 SIRS、脓毒症、多器官功能障碍综合征（MODS）、腹腔高压及腹腔间室综合征（ACS）。

局部并发症主要与胰腺和胰周液体积聚、组织坏死有关，包括早期（发病 4 周及以内）的急性胰周液体积聚、急性坏死物积聚（ANC），以及后期（发病 4 周后）的胰腺假性囊肿（PP）、包裹性坏死（WON）。

其他并发症还包括消化道出血、腹腔出血、胆道梗阻、肠梗阻、肠瘘等。

九、治疗

轻症急性胰腺炎及尚无外科干预指征的中重症和重症急性胰腺炎以非手术治疗为主。重症病人因病情危重和需要器官功能支持，往往需转入 ICU 治疗，必要时予以机械通气和床旁透析。

1. 非手术治疗

（1）禁食、胃肠减压　有腹痛、呕吐时可短期禁食 1～3 天。持续胃肠减压可防止呕吐、减轻腹胀、降低腹内压。

（2）补液治疗　早期液体治疗可改善组织灌注，需在诊断急性胰腺炎后即刻进行。乳酸林格液、生理盐水等晶体液可作为液体治疗的首选。开始时，推荐以 5～10mL/(kg・h) 的速度进行液体治疗。

（3）解痉镇痛　明显疼痛的急性胰腺炎病人应在入院 24h 内接受镇痛治疗。目前推荐对急性胰腺炎病人按照围术期急性疼痛方式（全身给药与局部给药联合，病人自控镇痛与多模式镇痛联合）进行镇痛治疗。

（4）抑制胰腺分泌　质子泵抑制剂或 H_2 受体拮抗剂可间接抑制胰腺分泌，生长抑素也有抑制胰腺分泌的作用。

（5）营养支持　禁食期主要靠全肠外营养。待病情稳定、肠功能恢复后可早期给予肠内营养，酌情恢复饮食。

2. 手术治疗

（1）手术适应证

① 不能排除其他急腹症；

② 伴胆总管下端梗阻或胆道感染；

③ 合并肠穿孔、大出血或胰腺假性囊肿；

④ 胰腺和胰周坏死感染。

（2）手术方式　主要为坏死组织清除加引流术。可选用开放手术（经腹腔或腹膜后小切口途径）或使用腹腔镜、内镜（胃肠镜、肾镜等）行坏死组织清除引流术。

第二节　胰腺癌

胰腺癌是常见的胰腺肿瘤，恶性程度极高，起病隐匿，治疗效果及预后极差。近年来，发病率在国内外均呈明显的上升趋势。胰腺癌好发于 40 岁以上人群，男性多于女性。胰腺癌多见于胰头、颈部，胰体、尾部次之。

一、高危因素

胰腺癌的病因尚未完全明确，流行病学调查显示胰腺癌发病与多种危险因素有关。

（1）非遗传性危险因素　长期吸烟，高龄，高脂饮食，体重指数超标、慢性胰腺炎或伴发糖尿病等是胰腺癌可能的非遗传性危险因素。

（2）遗传性危险因素　家族遗传也是胰腺癌的高危因素。患有遗传性胰腺炎、波伊茨-耶格综合征、家族性恶性黑色素瘤及其他遗传性肿瘤疾病的患者，胰腺癌的风险显著增加。

二、临床表现

（1）腹部不适或腹痛　是常见的首发症状。多数胰腺癌患者仅表现为上腹部不适或隐痛、钝痛和胀痛等。易与胃肠和肝胆疾病的症状混淆。若还存在胰液出口的梗阻，进食后可出现疼痛或不适加重。中晚期肿瘤侵及腹腔神经丛可导致持续性剧烈腹痛。

（2）消瘦和乏力　80%～90%胰腺癌患者在疾病初期即有消瘦、乏力、体重减轻，与缺乏食欲、焦虑和肿瘤消耗等有关。

（3）消化道症状　当肿瘤阻塞胆总管下端和胰腺导管时，胆汁和胰液不能进入十二指肠，常出现消化不良症状。胰腺外分泌功能损害可能导致腹泻。晚期胰腺癌侵及十二指肠，可导致消化道梗阻或出血。

（4）黄疸　与胆道出口梗阻有关，是胰头癌最主要的临床表现，可伴有皮肤瘙痒、深茶色尿和陶土样便。

胰腺癌早期无明显体征，随着疾病进展，可出现消瘦、上腹压痛和黄疸等体征。

三、辅助检查

（1）肿瘤标志物检查　常用的肿瘤标志物有 CA19-9、CEA、CA242、CA125 等，其中 CA19-9 是胰腺癌最重要的肿瘤标志物，常用于胰腺癌的辅助诊断及治疗随访。

（2）CT　具有较好的空间和时间分辨率，是目前检查胰腺最佳的无创性影像检查方法，主要用于胰腺癌的诊断、鉴别诊断和分期。

（3）MRI 或磁共振胰胆管成像（MRCP）　MRI 可清晰显示胰周肿大淋巴结和肝内转移病灶；MRCP 能够显示胰管、胆管梗阻部位及扩张程度。

（4）正电子发射计算机断层成像（PET-CT）　可显示肿瘤的代谢活性，在评估有无胰外转移和评价全身肿瘤负荷方面具有优势。

（5）EUS　为 CT 及 MRI 的重要补充，可发现直径小于 1cm 的肿瘤，EUS 引导下的穿刺活检是胰腺癌术前定性诊断的有效方法。

四、鉴别诊断

（1）慢性胰腺炎　慢性胰腺炎发病缓慢，病史长，常反复发作，急性发作可出现血、尿淀粉酶升高，且极少出现黄疸症状。腹部CT检查可见胰腺轮廓不规整，结节样隆起，胰腺实质密度不均。

（2）壶腹癌　壶腹癌因肿瘤坏死脱落，胆道梗阻缓解，可出现间断性黄疸。十二指肠低张造影可显示十二指肠乳头部充盈缺损、黏膜破坏“双边征”。超声、CT、MRI、ERCP等检查可显示胰管和胆管扩张，胆道梗阻部位较低，双管征，壶腹部位占位病变。

（3）胰腺囊腺瘤与囊腺癌　影像检查是将其与胰腺癌鉴别的重要手段，肿瘤标志物CA19-9无升高。超声、CT、EUS可显示胰腺内囊性病变、囊腔规则，而胰腺癌只有中心坏死时才出现囊变且囊腔不规则。

（4）胆总管结石　胆总管结石往往反复发作，病史较长，黄疸水平波动较大，发作时多伴有腹痛、寒战发热、黄疸三联征，多数不难鉴别。

（5）胰腺其他占位性病变　主要包括胰腺假性囊肿、胰岛素瘤、实性假乳头状瘤等。

五、分期（AJCC，第8版）

1. 胰腺癌TNM分期中T、N、M的定义

（1）原发肿瘤（pT）

pTx：不能评估。

pT0：无原发肿瘤证据。

pTis：原位癌，包括胰腺高级别胰腺上皮内肿瘤（PanIN3）、导管内乳头状黏液性肿瘤伴高级别上皮内瘤变、导管内管状乳头状肿瘤伴高级别上皮内瘤变以及黏液性囊性肿瘤伴高级别上皮内瘤变。

pT1：肿瘤最大径≤2cm。

pT1a：肿瘤最大径≤0.5cm。

pT1b：肿瘤最大径≤1cm且>0.5cm。

pT1c：肿瘤最大径1～2cm。

pT2：肿瘤最大径>2cm且≤4cm。

pT3：肿瘤最大径>4cm。

pT4：任何大小肿瘤，累及腹腔干、肠系膜上动脉或肝总动脉。

（2）区域淋巴结（pN）

pNx：无法评估。

pN0：无区域淋巴结转移。

pN1：1～3个区域淋巴结转移。

pN2：≥4个区域淋巴结转移。

（3）远处转移（pM）

pMx：无法评估。

pM0：无远处转移。

pM1：有远处转移。

2. 胰腺癌TNM分期

0期：Tis，N0，M0

ⅠA期：T1，M0，N0

ⅠB期：T2，N0，M0

ⅡA期：T3，N0，M0

ⅡB期：T1，N1，M0
T2，N1，M0
T3，N1，M0

Ⅲ期：T1，N2，M0
T2，N2，M0
T3，N2，M0
T4，anyN，M0

Ⅳ期：任何T，任何N，M1

六、治疗

（一）外科治疗

1. 手术治疗原则

手术切除是胰腺癌患者获得治愈机会和长期生存的唯一有效方法。然而，超过 80% 的胰腺癌患者因病期较晚而失去手术机会。外科手术应尽力实施根治性切除（R0）。手术切缘采用 1mm 原则来判断 R0/R1 切除，即距离切缘 1mm 以上无肿瘤为 R0 切除，否则为 R1 切除。

2. 根治性手术切除指证

（1）年龄<80 岁，全身状况良好，多学科评估心/肺/肝/肾功能可以耐受手术。

（2）临床分期为Ⅱ期以下的胰腺癌。

（3）无肝脏转移，无腹水。

（4）术中探查肿物局限于胰腺内，未侵犯门静脉和肠系膜上静脉等重要血管。

（5）无远处播散和转移。

3. 手术方式

（1）肿瘤位于胰头、胰颈部可行胰十二指肠切除术。

（2）肿瘤位于胰腺体尾部可行胰体尾加脾切除术。

（3）肿瘤较大，范围包括胰头、颈、体时可行全胰切除术。

4. 姑息性外科治疗

对无法切除的胰腺癌可采取姑息治疗。如合并胆道或十二指肠梗阻时可采用内镜下支架置入或行胆肠、胃肠吻合术。对于支架置入失败的胆道梗阻病人，可采用 PTCD 减轻黄疸。

（二）综合治疗

（1）新辅助治疗　对于交界可切除及局部进展期胰腺癌病人，首选新辅助治疗。体能状态较好的病人可采用联合化疗方案。对于体能状态较差的病人，可予吉西他滨或氟尿嘧啶类单药化疗。

（2）术后辅助治疗　根治术后的胰腺癌病人如无禁忌证，均应行辅助化疗。辅助化疗方案推荐以吉西他滨或氟尿嘧啶类药物为基础的治疗。

（3）非手术病人的综合治疗　可采取化疗、放疗等综合治疗手段，并根据治疗效果调整方案。对于终末期胰腺癌病人，主要采用营养支持、控制疼痛等支持治疗，以减轻症状，提高生活质量。

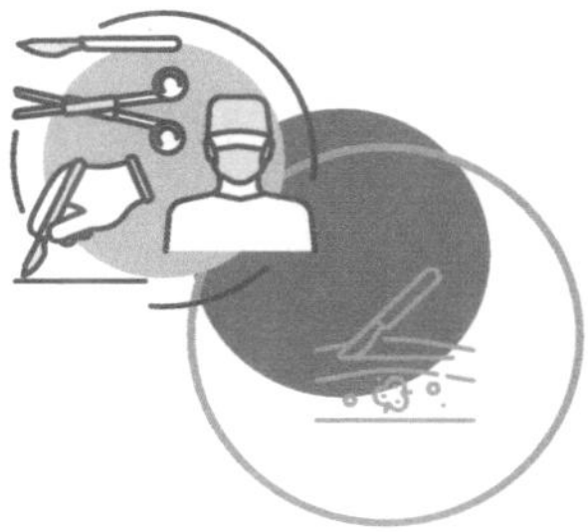

·第十章·

胃肠疾病

第一节　胃扭转

各种原因引起的胃沿其纵轴（贲门与幽门的连线）或横轴（胃大弯和小弯中点的连线）扭转，称为胃扭转。胃扭转不常见，其急性型发展迅速，诊断不易，常延误治疗，而其慢性型的症状不典型，也不易被及时发现。

一、病因

新生儿胃扭转是一种先天性畸形，可能与小肠旋转不良有关，使胃脾韧带或胃结肠韧带松弛而致胃固定不良。多数可随婴儿生长发育而自行矫正。

成人胃扭转多数存在解剖学因素，在不同的诱因激发下而发病。较大的食管裂孔疝、膈疝、膈膨出以及十二指肠降段外侧腹膜过度松弛，使食管裂孔处的食管下端和幽门部不易固定。此外，胃下垂和胃大弯、胃小弯侧的韧带松弛或过长等，均是胃扭转发病的解剖学因素。

急性胃扩张、急性结肠胀气、暴饮暴食、剧烈呕吐和胃的逆蠕动等可以成为胃的位置突然改变的动力，故常是促发急性胃扭转的诱因。胃周围的炎症和粘连可牵扯胃壁而使其固定于不正常位置而出现扭转，这些病变常是促发慢性胃扭转的诱因。

二、分型

（1）按起病的缓慢及其临床表现可分为急性和慢性两型。急性胃扭转具有急腹症的临床表现，而慢性胃扭转的病程较长，症状反复发作。

（2）根据扭转的范围可分为胃全部扭转和部分扭转。前者是指除与横膈相贴的胃底部分外整个胃向前向上扭转。由于胃贲门部具有相对的固定性，胃全部扭转很少超过 180°。部分胃扭转是指胃的一部分发生扭转，通常是胃幽门部，偶可扭转 360°。

（3）按扭转的轴心　胃扭转可分为下列两型。

① 系膜轴扭转型：是最常见的类型，胃沿着胃大弯、胃小弯中点连线的轴心（横轴）发生旋转。多数是幽门沿顺时针方向向上向前向左旋转。幽门管可因此发生阻塞，贲门也可以发生梗阻。右侧结肠常被拉起扭转到左上腹，形成一个急性扭曲而发生梗阻。

② 器官轴扭转：是少见的类型。胃体沿着贲门、幽门连线的轴心（纵轴）发生旋转。多数是向前扭转，即胃大弯向上向前扭转，使胃的后壁由下向上翻转到前面，但偶有相反方向的向后扭转。贲门和胃底部的位置基本无变化。

三、临床表现

急性胃扭转起病较突然，发展迅速。起病时均有骤发的上腹部疼痛，程度剧烈，并牵涉至背部。常伴频繁呕吐和嗳气，呕吐物中不含胆汁。如为胃近端梗阻，则为干呕。体检见上腹膨隆而下腹平坦，腹壁柔软，肠鸣音正常。如扭转完全，梗阻部位在胃近端，则有上述上腹局限性膨隆、干呕和胃管不能插入的典型表现。腹部 X 线平片常可见扩大的胃泡阴影，内充满气体和液体。

慢性胃扭转多系部分型，若无梗阻，可无明显症状，或其症状较为轻微，类似溃疡病或慢性胆囊炎等慢性病变。腹胀、恶心、呕吐，进食后加重，服制酸药物不能缓解疼痛，以间断发作为特征。

四、辅助检查

（1）放置胃管受阻　完全性胃扭转时，放置胃管受阻或无法置入胃内。

（2）上消化道内镜检查　纤维胃镜或电子胃镜进镜受阻，胃内解剖关系异常，胃体进镜途径扭曲，有时胃镜下充气可使胃扭转复位。

（3）腹部 X 线检查　完全性胃扭转时，腹部透视或平片可见左上腹有充满气体和液体的胃泡影，左侧膈肌抬高。胃肠钡餐检查是重要的诊断方法。系膜轴扭转型的 X 线表现为双峰形胃腔，即胃腔有两个液平面，幽门和贲门处在相近平面。器官轴扭转型的 X 线表现有胃大小弯倒置、胃底液平面不与胃体相连、胃体扭曲变形、大小弯方向倒置、大弯在小弯之上、幽门和十二指肠球部向下、胃黏膜纹理呈扭曲走行等。

五、诊断

急性胃扭转依据 Brochardt 三联征（早期呕吐，随后干呕；上腹膨隆，下腹平坦；不能置入胃管）和 X 线钡剂造影可确诊。

慢性胃扭转可依据临床表现、胃镜和 X 线钡剂造影确诊。

六、治疗

急性胃扭转必须施行手术治疗，否则胃壁血液循环可受阻而发生坏死。急性胃扭转患者一般病情重，多伴有休克、电解质紊乱或酸碱平衡失调，应及时进行全身支持治疗，纠正上述病理生理改变，待全身症状改善后尽早手术；如能成功地插入胃管，吸出胃内气体和液体，待急性症状缓解和进一步检查后再考虑手术治疗。

第二节 胃下垂

胃下垂是指直立位时胃大弯抵达盆腔，而胃小弯弧线的最低点降至髂嵴连线以下的位置，常为内脏下垂的一部分。

一、病因

正常胃体可在一定的范围内向上下、左右或前后方向移动，如膈肌悬吊力不足，支持腹内脏器的韧带松弛，腹内压降低，则胃的移动度增大而发生下垂。

胃壁具有张力和蠕动两种运动功能，胃壁本身的弛缓也是一个重要因素。按照胃壁的张力情况可将胃分为四种类型，即高张力、正常张力、低张力和无张力型。在正常胃张力型，幽门位于剑突和脐连线的中点，胃张力低下和无张力型极易发生胃下垂。

胃下垂常见于瘦长体型的女性、经产妇、多次腹部手术而伴腹肌张力消失者，尤多见于消耗性疾病和进行性消瘦者。

二、临床表现

轻度下垂者可无症状。明显下垂者可伴有胃肠动力低下和分泌功能紊乱的表现，如上腹部不适、易饱胀、厌食、恶心、嗳气及便秘等。上腹部不适多于餐后、长期站立和劳累后加重。有时感深部隐痛，可能和肠系膜受牵拉有关。下垂的胃排空常较缓慢，故会出现胃潴留和继发性胃炎的症状。可出现眩晕、心悸、直立性低血压和昏厥等症状。

体检可见肋下角小于 90°，多为瘦长体型。站立时上腹部可扪及明显的腹主动脉搏动。胃排空延缓时还可测得振水声。上腹部压痛点可因不同体位而变动。常可同时发现肾、肝和结肠等其他内脏下垂。

三、诊断

胃下垂的诊断主要依靠X线检查。吞服钡餐后可见胃呈鱼钩形，张力减退，其上端细长，而下端则显著膨大，胃小弯弧线的最低点在髂嵴连线以下。胃排空缓慢，可伴有钡剂滞留现象。

四、治疗

胃固定术的效果不佳，如折叠缝合以缩短胃的小网膜，或将肝圆韧带穿过胃肌层而悬吊固定在前腹壁上，现多已废弃不用。主要采用内科对症治疗。少食多餐，食后平卧片刻，保证每日摄入足够的热量和营养品。加强腹部肌肉的锻炼，以增强腹肌张力。症状明显者，可放置胃托。

第三节　胃癌

胃癌是指原发于胃的上皮源性恶性肿瘤，是最常见的恶性肿瘤之一。根据2020年中国最新数据，胃癌发病率和死亡率在各种恶性肿瘤中均位居第三，好发年龄为50岁以上。

一、病因

胃癌病因和发病机制尚未阐明。研究资料表明，胃癌的发生是多因素综合作用的结果。目前认为下列因素与胃癌的发生有关。

1. 地域环境

胃癌发病有明显的地域性差别，在世界范围内，日本发病率最高，而美国则较低。在我国，西北与东部沿海地区胃癌发病率明显高于南方地区。流行病学调查证实，饮水中亚硝酸盐含量高的地区胃癌发病率高。

2. 饮食因素

腌制蔬菜、鱼、肉含有大量硝酸盐和亚硝酸盐。食物中还可能含有某些致癌物质或癌前物质，在体内通过代谢或胃内菌群的作用转化为致癌物质。如油煎食物在加热过程中产生的某些多环芳烃化合物；熏制的鱼肉含有较多的3,4-苯并芘；发霉的食物含有较多的真菌毒素，可与*N*-亚硝基化合物起协同致癌作用。

饮酒在胃癌发病中的作用尚未有定论，而高盐饮食、吸烟、低蛋白饮食和较少进食新鲜的蔬菜与水果则可能增加患胃癌的危险性。

3. 感染因素

（1）幽门螺杆菌（Hp）感染 与胃癌发病相关，已被WHO列为Ⅰ类致癌物。流行病学调查表明，胃癌发病率与Hp感染率呈正相关，胃癌高发区的Hp感染年龄提前。

（2）EB病毒感染 胃癌患者的癌细胞中，大约10%有EB病毒感染，在癌旁组织中可检出EB病毒基因组。

4. 遗传因素

胃癌发病有家族聚集倾向，患者家族胃癌发病率比一般人高2～4倍。不同ABO血型的人群胃癌的发病率可能有差异，不同种族间也有差异，均提示有遗传因素存在。

5. 基因调控

正常情况下，胃黏膜细胞增殖与凋亡受到癌基因、抑癌基因、生长因子及其受体、细胞黏附因子及DNA修复基因等的调控。

6. 癌前期变化

前期变化（癌变）指某些具有较强恶变倾向的病变，包括癌前疾病与癌前病变，前者系临床概念，后者为病理学概念。

（1）胃的癌前疾病 包括慢性萎缩性胃炎、胃溃疡、胃息肉、残胃炎、胃黏膜肥厚等。

① 慢性萎缩性胃炎：在慢性萎缩性胃炎基础上可进一步发生肠上皮化生、不典型增生而癌变。其病史长短和严重程度与胃癌的发生率有关。

② 胃息肉：最常见的是炎性或增生性息肉，一般很少发生癌变。腺瘤型或绒毛型息肉的癌变率为15%～40%，直径大于2cm者癌变率更高。

③ 残胃炎：胃大部切除术后残胃黏膜发生慢性炎症改变，可能在术后15～25年发展为残胃癌。

④ 良性胃溃疡：良性胃溃疡癌变的发生率各家报道不一。一般认为癌变率为1%～5%。目前认为，胃溃疡本身并不是一个癌前状态，而溃疡边缘的黏膜则会发生肠上皮化生与恶变。

⑤ 恶性贫血和巨大胃黏膜肥厚症：癌变率约为10%，但这两种疾病在我国的发病率均很低。

(2) 胃的癌前病变

① 异型增生：亦称不典型增生，是由慢性炎症引起的病理细胞增生，包括细胞异型、结构紊乱、分化异常。国内将异型增生分为腺瘤型、隐窝型、再生型，后者癌变率较低。异型增生在我国分为轻、中、重三级，内镜随访结果表明，轻度异型增生可能逆转，重度异型增生的癌变率可超过10%。

② 肠上皮化生：是指胃黏膜上出现类似肠腺上皮，具有吸收细胞、杯状细胞和潘氏细胞等，有相对不成熟性和向肠、胃双向分化的特点。根据吸收细胞形态可分为小肠型与结肠型两种，小肠型（完全型）具有小肠黏膜的特征，分化较好。结肠型（不完全型）与结肠黏膜相似，又可分为两个亚型。

a. Ⅱa型：能分泌非硫酸化黏蛋白。

b. Ⅱb型：能分泌硫酸化黏蛋白，此型细胞分化不成熟，与胃癌发生（尤其是分化型肠型胃癌）关系密切。

二、病理

胃癌可以发生在胃的任何部位，最多见于胃窦，其次为胃小弯，再次为贲门，胃大弯和前壁较少。

(一) 大体类型

1. 早期胃癌

指所有局限于黏膜或黏膜下层的胃癌，不论是否有淋巴转移。分为三型。

(1) Ⅰ型（隆起型） 癌块突出约5mm以上。

（2）Ⅱ型（浅表型） 癌块微隆与低陷在5mm以内，有3个亚型，Ⅱa表面隆起型，Ⅱb平坦型，Ⅱc表面凹陷型。

（3）Ⅲ型（凹陷型） 深度超过5mm。

2. 进展期胃癌

指癌组织浸润深度超过黏膜下层的胃癌。按Borrmann分型法分四型。

（1）Ⅰ型（息肉型，也叫肿块型） 为边界清楚、突入胃腔的块状癌灶。

（2）Ⅱ型（溃疡局限型） 为边界清楚并略隆起的溃疡状癌灶。

（3）Ⅲ型（溃疡浸润型） 为边界模糊不清的溃疡，癌灶向周围浸润。

（4）Ⅳ型（弥漫浸润型） 癌肿沿胃壁各层全周性浸润生长，边界不清。

（二）组织类型

世界卫生组织（WHO）消化系统肿瘤分类第五版（2019年）将胃癌病理分为5种常见亚型和5种少见亚型，常见亚型分别为管状腺癌、乳头状腺癌、低黏附型癌（含印戒细胞癌及其他型）、黏液腺癌及混合型腺癌，少见亚型分别为伴有淋巴样间质的癌、肝样腺癌、伴有肠母细胞分化的癌、胃底腺型癌及微乳头型腺癌。

（三）Siewert分型

Siewert分型也称Munich分型。一般认为，远端食管腺癌和贲门腺癌应属同一种疾病，即食管胃交界部腺癌。食管胃交界部腺癌是指肿瘤中心位于解剖学上食管胃交界部（解剖学上的食管胃交界部是指管状食管变为囊状胃的部位，即食管末端和胃的起始，相当于希氏角或腹膜返折水平或食管括约肌下缘，与组织学上的鳞柱交界不一定一致）上、下各5cm这段范围内的腺癌。可分为3型。

Ⅰ型：相当于远端食管腺癌，肿瘤中心位于食管胃交界部上1～5cm处。

Ⅱ型：相当于贲门腺癌，肿瘤中心位于食管胃交界部上 1cm 至下 2cm 处。

Ⅲ型：相当于贲门下腺癌，肿瘤中心位于食管胃交界部下 2～5cm 处。

三、临床表现

(一) 症状

胃癌早期，临床症状多不明显，也不太典型，如上腹不适、隐痛、嗳气、反酸、食欲减退、轻度贫血等，类似胃十二指肠溃疡或慢性胃炎等症状。晚期可出现以下几方面的症状。

(1) 胃部疼痛　为胃癌常见的症状，初期可隐痛、胀满，病情进一步发展疼痛加重、频繁、难以忍受，肿瘤一旦穿孔，则可出现剧烈腹痛等胃穿孔症状。

(2) 食欲减退、消瘦、乏力　这是一组常见而又不特异的胃癌表现。

(3) 恶心、呕吐等　胃窦部癌增长到一定程度，可出现幽门部分或完全梗阻而发生呕吐，呕吐物多为宿食和胃液。

(4) 贲门部癌和高位胃小弯癌可有进食梗阻感。

(5) 肿瘤破溃或侵袭到血管，可导致出血或突发上消化道大出血。

(6) 晚期出现上腹肿块或其他转移引起的症状，如肝大、腹腔积液、锁骨上淋巴结肿大，此时消瘦、贫血明显，终成恶病质。

(二) 体征

体检在早期多无特殊，晚期上腹肿块明显，多呈结节状，质硬，略有压痛；若肿块已固定，则多表示浸润到邻近器官或癌块附近已有肿大的淋巴结。发生直肠前凹种植转移时，直肠指诊可摸到肿块。

四、辅助检查

1. 实验室检查

(1) 粪便潜血　持续性粪便潜血阳性，对胃癌的诊断有参考价值。

（2）建议常规检测CA72-4、癌胚抗原（CEA）和CA19-9，可在部分患者中进一步检测甲胎蛋白（AFP）和CA125。CA125对于腹膜转移，AFP对于特殊病理类型的胃癌，均具有一定的诊断和预后价值。

2. X线检查

钡餐造影主要通过观察胃的轮廓失常、黏膜形状的改变、蠕动以及排空时间等作出诊断。X线诊断胃癌的准确率为70%～90%。不同类型的胃癌，其X线表现亦各不同，蕈伞型癌主要表现为突入胃腔内的不规则充盈缺损，黏膜破坏或中断。溃疡型癌表现为位于胃轮廓以内的溃疡龛影，溃疡边缘不整齐，附近胃壁僵直。浸润型癌表现为胃壁僵硬，蠕动和黏膜皱襞消失，胃腔缩窄而不光滑，钡剂排出较快。如整个胃受侵则呈革袋样胃。

3. 内镜检查

能够直接观察胃黏膜病变的部位和范围，并可以对可疑病灶钳取小块组织做病理学检查，是诊断胃癌的最有效方法。为提高诊断率，应对可疑病变组织多点取材。胃癌的确诊有待于胃镜取活组织检查。

4. 腹部CT检查

CT检查可显示胃癌累及胃壁向腔内和腔外生长的范围、邻近的解剖关系和有无转移等。胃癌的CT表现大多为局限性胃壁增厚（＞1cm）。各型胃癌的CT上均可见胃内外缘轮廓不规则，胃和邻近器官之间脂肪间隙消失。当观察到小网膜、大网膜、脾门、幽门下区淋巴结肿大时，多提示淋巴道转移。如有肝、肾上腺、肾、卵巢、肺等转移，均可在CT上清楚显示。

五、并发症

（1）出血　约5%的患者可发生大出血，表现为呕血和（或）黑便，偶为首发症状。

（2）幽门或贲门梗阻　取决于胃癌的部位。

(3) 穿孔　比良性溃疡少见，多发生于幽门前区的溃疡型癌。

六、分期

AJCC/UICC 胃癌 TNM 分期（第八版）如下。

1. 原发肿瘤（T）

Tx：原发肿瘤无法评估。

T0：无原发肿瘤的证据。

Tis：原位癌，上皮内肿瘤，未侵及固有层，高度不典型增生。

T1：肿瘤侵犯固有层、黏膜肌层或黏膜下层。

T1a：肿瘤侵犯固有层或黏膜肌层。

T1b：肿瘤侵犯黏膜下层。

T2：肿瘤侵犯固有肌层。

T3：肿瘤穿透浆膜下结缔组织，而尚未侵犯脏层腹膜或邻近结构。

T4：肿瘤侵犯浆膜（脏层腹膜）或邻近结构。

T4a：肿瘤侵犯浆膜（脏层腹膜）。

T4b：肿瘤侵犯邻近结构。

2. 区域淋巴结（N）

Nx：区域淋巴结无法评估。

N0：区域淋巴结无转移。

N1：1～2 个区域淋巴结有转移。

N2：3～6 个区域淋巴结有转移。

N3：7 个或 7 个以上区域淋巴结有转移。

N3a：7～15 个区域淋巴结有转移。

N3b：16 个或 16 个以上区域淋巴结有转移。

3. 远处转移（M）

M0：无远处转移。

M1：有远处转移。

4. 临床分期（cTNM）

0 期：TisN0M0。

Ⅰ期：T1N0M0、T2N0M0。

ⅡA期：T1N1～3M0、T2N1～3M0。

ⅡB期：T3N0M0、T4aN0M0。

Ⅲ期：T3N1～3M0、T4aN1～3M0。

ⅣA期：T4b任何N M0。

ⅣB期：任何T任何N M1。

七、诊断

胃癌到了晚期，根据胃痛、上腹肿块、进行性贫血、消瘦等典型症状，诊断并不困难，但治愈的可能性已经很小。胃癌的早期诊断是提高治愈率的关键。但是胃癌的早期症状并不明显，也没有特异性，容易被患者和医务人员所忽略。为了早期发现胃癌，应对以下人群定期检查。

（1）40岁以上，既往无胃病病史而出现上述消化道症状者，或已有溃疡病史但症状和疼痛规律明显改变者。

（2）有胃癌家族病史者。

（3）有胃癌前期病变者，如萎缩性胃炎、胃溃疡、胃息肉、胃大部切除病史者。

（4）有原因不明的消化道慢性失血或短期内体重明显减轻者。

八、鉴别诊断

（1）胃溃疡　胃溃疡与溃疡型胃癌常易混淆，应仔细鉴别，以免延误治疗（表10-1）。

表10-1　胃溃疡与胃癌鉴别

项目	胃溃疡	胃癌
年龄	好发于40岁左右	40～60岁最常见
病史和症状	病程缓慢，有反复发作史；痛有规律性，抗酸剂可缓解，一般无食欲减退	病程短，发展快，疼痛不规律，持续性加重，食欲减退，乏力，消瘦

续表

项目	胃溃疡	胃癌
体征	无并发症时一般情况良好，上腹部可有轻压痛，无肿块，左锁骨上无肿大淋巴结	短期内出现消瘦、贫血，晚期可表现为恶病质，上腹部可扪及包块或腹腔积液及左锁骨上淋巴结肿大
实验室检查	胃酸正常或偏低，查不到癌细胞，大便潜血并发出血时为阳性，治疗后可能转阴性	胃酸减低或缺乏，并可能查到癌细胞，大便潜血常持续阳性
X线钡餐检查	胃壁不僵硬，蠕动波可以通过。溃疡一般小于2.5cm，为圆形或椭圆形龛影，边缘平滑，也无充盈缺损	肿瘤处胃壁僵硬，蠕动波中断消失，溃疡面大于2.5cm，龛影不规则、边缘不整齐；突出胃腔内肿块可呈充盈缺损
胃镜检查	溃疡呈圆形或椭圆形，边缘光滑，溃疡基底平坦	溃疡多不规则，边缘呈肿块状隆起，有时伴出血糜烂，溃疡底凹凸不平

(2) 胃淋巴瘤　占胃恶性肿瘤的2%～7%。95%以上的胃原发恶性淋巴瘤为非霍奇金淋巴瘤，常广泛浸润胃壁，形成一大片浅溃疡。以上腹部不适、胃肠道出血及腹部肿块为主要临床表现。

(3) 胃肠道间质瘤　间叶源性肿瘤，约占胃肿瘤的3%，肿瘤膨胀性生长，可向黏膜下或浆膜下浸润形成球形或分叶状的肿块。瘤体小时症状不明显，可有上腹不适或类似溃疡病的消化道症状；瘤体较大时可扪及腹部肿块，常有上消化道出血的表现。

(4) 胃神经内分泌肿瘤　神经内分泌肿瘤（NEN）是一组起源于肽能神经元和神经内分泌细胞的具有异质性的肿瘤，所有神经内分泌肿瘤均具有恶性潜能。这类肿瘤的特点是能储存和分泌不同的肽和神经胺。

(5) 胃良性肿瘤　约占全部胃肿瘤的2%，按组织来源可分为上皮细胞瘤和间叶组织瘤，前者以胃腺瘤较为常见，后者以平滑肌瘤、脂肪瘤、神经鞘瘤等较为常见。一般体积较小，发展较慢。胃窦和胃体为多发部位。多无明显临床表现，X线钡餐为圆形或椭圆形的充盈缺损，而非龛影；胃镜下则表现为黏膜下肿块。

九、治疗

（一）治疗原则

应当采取综合治疗的原则，即根据肿瘤病理学类型及临床分期，结合患者一般状况和器官功能状态，采取多学科综合治疗（MDT）模式，有计划、合理地应用手术、化疗、放疗和生物靶向等治疗手段，达到根治或最大限度地控制肿瘤，延长患者生存期，改善生活质量的目的。

（1）早期胃癌且无淋巴结转移证据　可根据肿瘤侵犯深度，考虑内镜下治疗或手术治疗，术后无需辅助放疗或化疗。

（2）局部进展期胃癌或伴有淋巴结转移的早期胃癌　应当采取以手术为主的综合治疗。根据肿瘤侵犯深度及是否伴有淋巴结转移，可考虑直接行根治性手术或术前先行新辅助化疗，再考虑根治性手术。成功实施根治性手术的局部进展期胃癌，需根据术后病理分期决定辅助治疗方案（辅助化疗，必要时考虑辅助化放疗）。

（3）复发/转移性胃癌　应当采取以药物治疗为主的综合治疗手段，在恰当的时机给予姑息性手术、放疗、介入治疗、射频治疗等局部治疗，同时也应当积极给予镇痛、支架置入、营养支持等最佳支持治疗。

（二）早期胃癌内镜治疗

与传统外科手术相比，内镜下切除具有创伤小、并发症少、恢复快、费用低等优点，且疗效相当，5年生存率均可超过90%。早期胃癌内镜下切除术主要包括内镜下胃黏膜切除术（EMR）或内镜下黏膜剥离术（ESD）。目前尚缺乏足够的EMR治疗早期胃癌的前瞻性研究，不推荐使用EMR治疗早期胃癌。

1. 早期胃癌内镜治疗的绝对适应证

肉眼可见黏膜内（cT1a）分化癌，必须无溃疡（瘢痕）发生，即 UL（—）。当侵犯深度、病变直径、分化程度和合并溃疡 UL（+）其中一项超出上述标准，淋巴结转移风险极低时，也可以考虑进行内镜治疗。对于 EMR/ESD 治疗后局部黏膜病灶复发患者，可行扩大适应证进行处理。

2. 早期胃癌内镜治疗禁忌证

国内目前较为公认的内镜切除禁忌证如下。

① 明确淋巴结转移的早期胃癌。

② 癌症侵犯固有肌层。

③ 患者存在凝血功能障碍。

另外，ESD 的相对手术禁忌证还包括抬举征阴性，即指在病灶基底部的黏膜下层注射生理盐水后局部不能形成隆起，提示病灶基底部的黏膜下层与肌层之间已有粘连；此时行 ESD 治疗，发生穿孔的危险较高，但随着 ESD 操作技术的熟练，即使抬举征阴性也可以安全地进行 ESD。

（三）手术治疗

1. 手术治疗原则

手术切除是胃癌的主要治疗手段，也是目前治愈胃癌的唯一方法。胃癌手术分为根治性手术与非根治性手术。根治性手术应当完整切除原发病灶，并且彻底清扫区域淋巴结，主要包括标准手术、改良手术和扩大手术；非根治性手术主要包括姑息手术和减瘤手术。

（1）根治性手术

① 标准手术是以根治为目的，要求必须切除 2/3 以上的胃，并且进行 D2 淋巴结清扫。

② 改良手术主要针对分期较早的肿瘤，要求切除部分胃或全胃，同时进行 D1 或 D1+淋巴结清扫。

③ 扩大手术包括联合脏器切除和（或）D2 以上淋巴结清扫的扩大手术。

（2）非根治性手术

① 姑息手术主要针对出现肿瘤并发症的患者（出血、梗阻

等)，主要的手术方式包括胃姑息性切除、胃空肠吻合短路手术和空肠营养管置入术等。

② 减瘤手术主要针对存在不可切除的肝转移或者腹膜转移等非治愈因素，也没有出现肿瘤并发症所进行的胃切除，目前不推荐开展。

2. 安全切缘的要求

(1) 对于 T1 肿瘤，应争取 2cm 的切缘，当肿瘤边界不清时，应进行内镜定位。

(2) 对于 T2 以上的肿瘤，Borrmann Ⅰ型和Ⅱ型建议至少 3cm 近端切缘，Borrmann Ⅲ型和Ⅳ型建议至少 5cm 近端切缘。

(3) 以上原则不能实现时，建议冰冻切片检查近端边缘。

(4) 对于侵犯食管的肿瘤，建议切缘 3～5cm 或冰冻切片检查，争取 R0 切除。

3. 胃切除范围的选择

位于胃下部的癌进行远侧胃切除术或者全胃切除术，位于胃体部的癌进行全胃切除术，位于胃食管结合部的癌进行近侧胃切除术或者全胃切除术。

根据临床分期选择如下。

(1) cT2～4 或 cN (+) 的胃癌，通常选择标准胃部分切除术或者全胃切除术。

(2) cT1N0M0 胃癌，根据肿瘤位置，除了可以选择上述手术方式以外，还可以选择近端胃切除术、保留幽门的胃切除术、胃局部切除术等。

(四) 化疗

分为姑息化疗、辅助化疗和新辅助化疗，应当严格掌握临床适应证，排除禁忌证，并在肿瘤内科医师的指导下施行。化疗应当充分考虑患者的疾病分期、年龄、体力状况、治疗风险、生活质量及患者意愿等，避免治疗过度或治疗不足。

1. 姑息化疗

目的是缓解肿瘤导致的临床症状，提高生活质量及延长生存期。适用于全身状况良好、主要脏器功能基本正常的无法切除、术后复发转移或姑息性切除术后的患者。

2. 辅助化疗

辅助化疗适用于D2根治术后病理分期为Ⅱ期及Ⅲ期者。

3. 新辅助化疗

对无远处转移的局部进展期胃癌（T3/4、N＋），推荐新辅助化疗，应当采用铂类与氟尿嘧啶类联合的2药方案，或在2药方案基础上联合紫杉类组成3药联合的化疗方案，不宜单药应用。

（五）靶向治疗

对HER2过表达（免疫组化染色呈＋＋＋，或免疫组化染色呈＋＋且FISH检测呈阳性）的晚期胃或胃食管结合部腺癌患者，推荐在化疗的基础上，联合使用分子靶向治疗药物曲妥珠单抗。

第四节　十二指肠憩室

十二指肠憩室是部分肠壁向腔外突出所形成的袋状突起。直径为数毫米至数厘米，多数发生于十二指肠降部，可单发或多发。75％的憩室位于十二指肠乳头周围2cm范围内。

一、病因

憩室形成的基本原因是十二指肠肠壁的局限性薄弱和肠腔内压力升高。肠壁薄弱的原因可能为先天性肌层发育不全或缺乏内在的肌肉紧张力，或随年龄增加肠壁肌层发生退行性变。憩室形成与肠腔内压长期增高有关。

二、病理

十二指肠憩室可分为原发性和继发性两种。原发性憩室又称先天性或真性憩室，憩室壁的结构与肠壁完全相同，含有黏膜、黏膜下层和浆肌层等肠壁的全层结构。

继发性憩室又称后天性或假性憩室，憩室形成初期，憩室可能含有肌层，随着憩室增大，肌层逐渐消失，使憩室壁仅有黏膜、黏膜下肌层和浆膜层。

十二指肠憩室的发病分布：60%～70%憩室发生在十二指肠降部，其中，多半集中在乳头附近 2.5cm 以内，称为乳头旁憩室；其次为第 3 及第 4 段（水平部及升部），占 20%～30%；十二指肠上部真性憩室很少见。

另有一类所谓十二指肠腔内憩室，是向肠腔内突出的，内、外两面均有黏膜覆盖，且开口与十二指肠腔相通。此类憩室少见，实际上是肠管畸形，与前述的憩室性质不同，但也可以引起类似前述憩室的症状和并发症，在外科处理上，原则相同。

三、临床表现

85%～90%的十二指肠憩室通常无任何症状，所以常在 X 线钡餐检查时或手术探查中偶然发现。十二指肠憩室没有典型的临床表现，所发生的症状多因并发症引起。

上腹部饱胀是较常见的症状，系憩室炎所致。伴有嗳气和隐痛。疼痛无规律性，制酸药物也不能使之缓解。恶心和呕吐也常见。当憩室内充满食物而膨胀时，可压迫十二指肠而出现部分梗阻症状。呕吐物初为胃内容物，其后为胆汁，甚至可混有血液，呕吐后症状可缓解。憩室内潴留的食物腐败或感染后可引起腹泻。

憩室并发溃疡或出血时，则分别出现类似溃疡病的症状或便血。憩室压迫胆总管或胰管开口时，可引起胆管炎、胰腺炎或梗阻性黄疸。憩室穿孔后，呈现腹膜炎症状或腹膜后严重感染。

四、并发症

（1）憩室炎　肠内容物潴留在憩室内，可能因排空不畅，经常刺激其内壁而发生急性或慢性炎症，或者引起憩室周围炎、十二指肠炎或胆管炎等。患者常有饱胀感或不适感，或有右上腹疼痛，并向背部放射，可伴有恶心、呕吐，甚至呕血，若壶腹区憩室炎亦可引起黄疸。右上腹有压痛，其压痛点可低于胆囊压痛点。症状常在饱食后出现或加剧，呕吐后能缓解。

(2) 梗阻　十二指肠肠腔外或肠腔内憩室膨胀时均可压迫十二指肠，引起部分梗阻。位于十二指肠乳头附近的憩室也可压迫胆总管或胰管，引起继发性胆管或胰腺病变。

(3) 结石　憩室内形成胆石和粪石较为多见，由于十二指肠憩室反复引起逆行性胆总管感染，故可造成胆总管下段结石。

(4) 肿瘤并存　少数憩室壁内可生长腺癌、肌瘤、肉瘤或憩室壁癌变，应引起重视。

五、诊断

由于本病常无临床表现，即使出现症状，也缺乏特异性。确诊有赖于胃肠钡餐和内镜检查中发现憩室。

六、治疗

1. 治疗原则

无症状的十二指肠憩室无须治疗，更禁忌外科手术。有一定的临床症状而无其他病变存在时，应先采用内科治疗，包括饮食的调节、制酸剂、解痉药、应用抗生素等，并可采取侧卧位或更换各种不同的姿势，以帮助憩室内容物的排空。由于憩室多位于十二指肠降部内侧壁，甚或埋藏在胰腺组织内，手术切除比较困难，故仅在内科治疗无效并屡发憩室炎、出血或压迫邻近脏器时才考虑手术治疗。

2. 手术治疗

(1) 手术指征

① 十二指肠憩室有潴留症状，钡餐进入憩室 6h 后仍不能排空，且伴有疼痛者或出现十二指肠压迫梗阻症状者。

② 憩室坏疽或穿孔，出现腹膜炎或腹腔后蜂窝织炎及脓肿形成者。

③ 憩室出现危及生命的大出血者。

④ 经内科系统治疗无效或效果不稳定，仍有疼痛或反复出血

或影响工作和生活者。

⑤ 憩室直径＞2cm，有压迫附近器官（如胆管、胰管等）的症状者。

⑥ 憩室伴有肿瘤，性质不能确定者。

(2) 手术方法　常用的术式有憩室切除术，憩室较小者可行憩室内翻缝合术，乳头旁憩室或多个憩室切除困难时可行消化道转流手术，常用毕Ⅱ式胃部分切除术旷置十二指肠。

第五节　消化性溃疡

消化性溃疡是指胃肠道黏膜被胃酸/胃蛋白酶消化造成的溃疡。消化性溃疡可发生于食管、胃及十二指肠，其中胃溃疡和十二指肠溃疡最常见，一般消化性溃疡是指胃溃疡和十二指肠溃疡。

一、病因

Hp 感染及阿司匹林和其他非甾体抗炎药（NSAID）使用是消化性溃疡最主要的危险因素。

糖皮质激素可增加消化性溃疡和胃肠出血的风险。长期服用5-羟色胺再摄取抑制剂（SSRI）类药物、抗血小板药物的患者发生消化性溃疡的风险增加。

吸烟可增加溃疡发生风险，影响溃疡愈合。

心理因素对消化性溃疡特别是十二指肠溃疡的发生有明显影响，长期精神紧张、焦虑或情绪波动的人易患消化性溃疡。

二、临床表现

(1) 腹痛　上腹部疼痛是主要症状，但缺乏敏感性和特异性，功能性消化不良或胃癌患者也可有类似疼痛，且溃疡愈合的部分患者仍可有上腹部疼痛。疼痛多位于上腹中部，可偏右或偏左；后壁溃疡特别是穿透性溃疡疼痛可放射至背部。疼痛严重程度、性质不一，可呈隐痛、钝痛、胀痛、烧灼样痛或饥饿样痛。

典型的十二指肠溃疡疼痛常在两餐之间或餐前发生，进食或服用抗酸剂后可缓解，可发生夜间疼痛；胃溃疡疼痛多在餐后 1h 内出现，1～2h 后逐渐缓解。除上腹疼痛外，还可有反酸、嗳气、烧心、上腹饱胀/不适、恶心、呕吐、食欲减退等症状，这些症状也缺乏特异性。

(2) 以并发症表现为首发症状　合并消化道出血的患者常表现为贫血、呕血或黑便，近一半患者可在无任何预警症状的情况下突然出血，多见于服用 NSAID 导致的消化性溃疡患者。尽管全世界范围内因消化性溃疡出血入院的患者数正逐步下降，但患者死亡率仍高达 5%～10%。穿孔通常表现为突然发生的上腹部剧烈疼痛，取决于患者年龄和合并症，并发穿孔后患者的死亡率可达 20%。

(3) 体征　消化性溃疡缺乏特异性体征。在溃疡活动期，多数患者有上腹部局限性轻压痛，十二指肠溃疡压痛点常偏右。少数患者可因慢性失血或营养不良而贫血。如伴有幽门梗阻并发症，可见胃型，振水音阳性；如出现穿孔并发症，体检时可以发现腹肌紧张，甚至呈板状腹，腹部压痛、反跳痛。

三、辅助检查

1. 胃镜检查

胃镜检查是诊断消化性溃疡最主要的方法。内镜下消化性溃疡可分为 3 个病期，其中每一病期又可分为 2 个阶段。

(1) 活动期（active stage，A）　溃疡基底部蒙有白色或黄白色厚苔，周边黏膜充血、水肿（A1 期），或周边黏膜充血、水肿开始消退，四周出现再生上皮所形成的红晕（A2 期）。

(2) 愈合期（healing stage，H）　溃疡缩小变浅，苔变薄，四周再生上皮所形成的红晕向溃疡围拢，黏膜皱襞向溃疡集中（H1 期）；或溃疡面几乎被再生上皮所覆盖，黏膜皱襞更加向溃疡集中（H2 期）。

(3) 瘢痕期（scar stage，S）　溃疡基底部的白苔消失，呈现红色瘢痕（S1 期），最后转变为白色瘢痕（S2 期）。

2. CT 检查

对于穿透性溃疡或穿孔，CT 检查可发现穿孔周围组织炎症、包块、积液，且对游离气体的显示优于立位腹部平片；CT 检查对幽门梗阻也有鉴别诊断意义；口服对比剂后，CT 可显示出胃壁中断、穿孔周围组织渗出、增厚等改变。

3. 实验室检查

（1）粪便潜血及血常规检查　以消化道出血表现为主诉的患者，需要行粪便潜血及血常规检查，以评估是否有活动性消化道出血，以及是否需要转诊。对于临床考虑消化性溃疡诊断的患者，需询问是否有黑便，必要时行粪便潜血和血常规检测以评估有无并发症。

（2）Hp 检测　包括侵入性和非侵入性方法。侵入性方法需要通过胃镜获取胃黏膜标本进行检测，临床常用的方法为快速尿素酶试验。临床最常用的非侵入性方法为呼气试验，尿素呼气试验包括 ^{13}C 尿素呼气试验、^{14}C 尿素呼气试验。

四、并发症

（1）上消化道出血　消化性溃疡最常见的并发症是上消化道出血，十二指肠溃疡多于胃溃疡，是非静脉曲张破裂出血最主要的病因。

（2）穿孔　当溃疡穿透胃、十二指肠浆膜层达游离腹腔时，即发生穿孔，在消化性溃疡并发症中占第 2 位。急性穿孔可导致腹膜炎，起病急、病情重、变化快，严重者可引起脓毒血症甚至休克。部分患者穿孔前溃疡底部已与周围组织或邻近器官粘连，故在穿孔时不表现出弥漫性腹膜炎的症状，但可引起较剧烈的上腹持续性痛；当穿透至胰腺时，后背疼痛明显，亦可有一定程度的胰腺炎，这类穿孔称慢性穿孔，即穿透性溃疡。

（3）幽门梗阻　常见于胃窦部溃疡、胃幽门管溃疡或十二指肠溃疡反复发作，溃疡修复过程中形成瘢痕性狭窄，常伴有痉挛和水肿。

（4）癌变 消化性溃疡癌变虽然有争议，但如遇到中年以上、有长期胃溃疡史、体重减轻及粪便潜血试验阳性、溃疡顽固不愈者，有条件时应行胃镜检查结合多点活检以明确溃疡是否癌变。

五、鉴别诊断

（1）胃癌 胃溃疡与胃癌从症状上不易鉴别，需依赖影像和内镜检查，特别是后者可在直视下取组织做病理检查。需要指出的是，经强效抑酸药物治疗后，胃癌患者腹痛症状可减轻，溃疡亦可缩小或部分愈合，因此对胃溃疡患者要加强随访以排除胃癌。对于有报警症状的患者要积极进行鉴别诊断。

（2）功能性消化不良 指有消化不良症状而无溃疡及其他器质性疾病（如肝胆系统疾病），检查结果可完全正常或只有轻度胃炎；表现为餐后上腹饱胀、嗳气、反酸、恶心和食欲减退等，有时症状酷似消化性溃疡。与消化性溃疡病的鉴别有赖于X线和胃镜检查。

（3）慢性胆囊炎和胆石症 对疼痛与进食油腻有关、位于右上腹并放射至背部、伴发热、黄疸的典型病例不难与消化性溃疡作出鉴别。对症状不典型的患者，鉴别需借助影像学及内镜检查。

（4）肝脏疾病 肝脏脓肿、肿瘤、炎症等疾病可表现为右上腹疼痛，结合腹部超声、肝功能等检查可鉴别。

（5）胰腺疾病 胰腺炎、肿瘤、假性囊肿等疾病均可表现为上腹疼痛，可表现为上腹部疼痛并后背束带样疼痛。血淀粉酶、腹部CT检查可鉴别诊断。

六、治疗

治疗目的在于除去病因（根除Hp，尽可能停服阿司匹林或其他NSAID、戒烟等），消除症状，愈合溃疡，防止溃疡复发和避免并发症。不同患者消化性溃疡的病因不尽相同，发病机制亦可能各异，处理应个体化。

（一）生活方式干预

（1）作息规律，工作宜劳逸结合，避免过度劳累和精神紧张，如有焦虑不安，应予以心理疏导和评估，必要时可给予抗焦虑药物治疗。

（2）戒烟酒，进餐定时，清淡饮食，避免进食过于辛辣食物及刺激性饮料。

（3）应尽可能停服 NSAID，若病情不允许，应根据病情决定替代方案。

（二）药物治疗

1. 抑制胃酸分泌

目前临床上常用的抑制胃酸分泌药物有 PPI 和 H_2 受体拮抗剂（H_2-RA）两大类。PPI 抑制胃酸分泌作用比 H_2-RA 更强，且作用持久，是治疗消化性溃疡的首选药物。

PPI 一般为常规剂量 2 次/天，饭前口服，常用药物有奥美拉唑、兰索拉唑、泮托拉唑、艾司奥美拉唑、雷贝拉唑和艾普拉唑等。

H_2-RA 治疗消化性溃疡为常规剂量 2 次/天，口服，常用药物有法莫替丁等；维持治疗为 1 次/天，口服。治疗溃疡的疗程，通常十二指肠溃疡为 4～6 周，胃溃疡为 6～8 周。

钾离子竞争性酸阻滞剂（P-CAB）是新型抑酸剂，具有起效更快、抑酸更持久、服用不受进餐影响等特点。有伏诺拉生、替戈拉生，是治疗消化性溃疡的新一代药物，服用方法为 1 片/次、1 次/天，十二指肠溃疡疗程最多 6 周，胃溃疡疗程限制在 8 周。

2. 黏膜保护治疗

胃黏膜保护剂主要包括弱碱性抗酸剂和铋剂。

（1）弱碱性抗酸剂　包括铝碳酸镁、磷酸铝、硫糖铝、氢氧化铝凝胶等。其抗溃疡的机制主要与其黏附、覆盖在溃疡面上阻止胃酸及胃蛋白酶侵袭溃疡面和促进内源性 PG 合成等有关，其促进溃疡愈合的疗效与 H_2-RA 相似，可用于胃溃疡的治疗。便秘或腹泻是其主要不良反应。

（2）铋剂　除了有与弱碱性抗酸剂相似的作用外，还有较强的抗 Hp 作用，目前主要用于根除 Hp 的联合治疗。短期服用者除了黑便外，很少出现不良反应；为避免铋在体内过量蓄积，目前较少应用于消化性溃疡的治疗。

（三）根除 Hp 治疗

推荐铋剂四联方案，即 1 种 PPI/P-CAB 和 1 种铋剂联合阿莫西林、克拉霉素、呋喃唑酮、甲硝唑、左氧氟沙星及四环素等抗菌药物中的两种，组成四联疗法。目前采取选择已知耐药率低的抗菌药物（如阿莫西林、四环素、呋喃唑酮、克拉霉素）可获得高根除率。疗程推荐为 14d。高剂量双联方案：阿莫西林（3.0g/天，如 1.0g、3 次/天，或 0.75g、4 次/天）联合 PPI，如艾司奥美拉唑或雷贝拉唑（双倍标准剂量 2 次/天或标准剂量 4 次/天）也是合理选择。

（四）NSAID 溃疡的治疗

（1）对 NSAID 相关性溃疡，应尽可能暂停或减少 NSAID 剂量。

（2）如果病情需要继续服用，尽可能选用对胃肠道黏膜损害较小的 NSAID，或高选择性 COX-2 抑制剂，以减少不良反应。

（3）对计划长期服用 NSAID 的患者，如果 Hp 阳性推荐根除 Hp 治疗。

（4）停服 NSAID 后，可用常规治疗溃疡方案进行治疗。

（5）当未能中止 NSAID 治疗时，应选用抑酸剂进行溃疡治疗。

（五）并发症治疗

1. 急性穿孔

以穿孔修补术为主要术式，术后仍需正规药物治疗以根除溃疡。彻底性手术可以选择胃大部切除术，可同时解决穿孔和溃疡问题。

2. 大出血

（1）补充血容量　快速输入平衡盐溶液，同时进行输血配型试验。监测心率、血压、尿量、周围循环等生命体征。

（2）放置胃管　吸出残血，冲洗胃腔，直至胃液变清。经胃管注入 200mL 含 8mg 去甲肾上腺素的 4℃生理盐水溶液，并夹管约 30min。每 4～6h 可重复。

（3）治疗　静脉注射或肌内注射止血药物，静脉输注 H_2 受体拮抗剂或质子泵抑制剂减少胃酸分泌，应用生长抑素类制剂。

（4）胃镜治疗　胃镜明确出血部位后，可通过电凝、喷洒止血粉、上血管夹等措施止血。

（5）手术治疗　手术方式包括出血部位的贯穿缝扎术、胃大部切除术。手术治疗的指征：①经非手术治疗无效者；②出血速度快，短期内出现休克症状者；③高龄病人伴动脉硬化，出血自行停止可能性小；④经非手术治疗出血已停止，但短期内可能再次出血者。

3. 瘢痕性幽门梗阻

先行保守治疗，放置胃管行胃肠减压。高渗温盐水洗胃，减轻胃壁水肿。同时静脉输液，维持酸碱平衡，保证基本营养供给。如保守治疗症状未能缓解，可考虑手术治疗。

第六节　先天性肥厚性幽门狭窄

先天性肥厚性幽门狭窄是新生儿期幽门肥大增厚而致的幽门机械性梗阻，是新生儿器质性呕吐最常见的原因之一，男女之比为 4∶1。

一、病理

主要病理改变是幽门肌层肥厚，尤以环肌为著，但亦同样表现在纵肌和弹力纤维。幽门部呈橄榄形，质硬有弹性。当肌肉痉挛时则更为坚硬。一般长 2～2.5cm，直径 0.5～1cm，肌层厚 0.4～0.6cm，年长儿的肿块还要大些。

二、临床表现

症状出现于生后 3～6 周时，亦有更早的，极少数发生在 4 个月之后。呕吐是主要症状，最初仅是回奶，接着为喷射性呕吐。开始时偶有呕吐，随着梗阻加重，几乎每次喂奶后都要呕吐，呕吐物为黏液或乳汁，在胃内滞留时间较长则吐出凝乳，不含胆汁。在呕吐之后婴儿仍有很强的求食欲，如再喂奶仍能用力吸吮。

随呕吐加剧，由于奶和水摄入不足，体重起初不增，继之迅速下降，尿量明显减少，数日排便 1 次，量少且质硬，偶有排出棕绿色便，被称为饥饿性粪便。由于营养不良和脱水，婴儿明显消瘦，皮肤松弛、有皱纹，皮下脂肪减少，精神抑郁呈苦恼面容。

上腹部见胃蠕动波，剑突与脐之间触到橄榄状的肥厚幽门，是本病的典型体征。

三、辅助检查

1. 超声检查

反映幽门肿块的三项指标的诊断标准是幽门肌层厚度≥4mm，幽门管长度≥16mm，幽门管直径≥14mm。

2. 钡餐检查

诊断的主要依据是幽门管腔增长（>1cm）和狭细（<0.2cm）。另可见胃扩张，胃蠕动增强，幽门口关闭呈“鸟喙状”，胃排空延迟等征象。

四、诊断

依据典型的临床表现，见到胃蠕动波、扪及幽门肿块和喷射性呕吐等三项主要征象，诊断即可确定。其中最可靠的诊断依据是触及幽门肿块。如未能触及肿块，则可进行实时超声检查或钡餐检查以帮助明确诊断。

五、鉴别诊断

婴儿呕吐有各种病因，应与下列各种疾病相鉴别，如喂养不当、全身性或局部性感染、肺炎和先天性心脏病、增加颅内压的中枢神经系统疾病、进展性肾脏疾病、感染性胃肠炎、各种肠梗阻、内分泌疾病以及胃食管反流和食管裂孔疝等。

六、治疗

幽门环肌切开术是治疗本病的主要方法，手术可开腹施行，也可经腹腔镜施行。术前必须经过24～48h的准备，纠正脱水和电解质紊乱，补充钾盐。营养不良者给静脉营养，改善全身情况。手术后进食应在翌晨开始为妥，先进糖水，由少到多，24h渐进奶，2～3天加至足量。

第七节　肠梗阻

任何原因引起的肠内容物通过障碍统称肠梗阻，肠梗阻是常见的外科急腹症之一。

一、分类

1. 根据肠梗阻发生的基本原因分类

（1）机械性肠梗阻　由于多种原因引起肠腔狭窄、腹膜粘连、绞窄性疝、肠套叠、肠扭转等，以致肠内容物因机械原因而不能通过者，均称为机械性肠梗阻。

（2）动力性肠梗阻　它又分为麻痹性肠梗阻与痉挛性肠梗阻两类，是由于神经抑制或毒素刺激以致肠壁肌肉运动紊乱。麻痹性肠梗阻较为常见，发生在腹腔手术后、腹部创伤或急性弥散性腹膜炎患者，由于严重的神经、体液与代谢（如低钾血症）改变所致。痉挛性肠梗阻较为少见，痉挛性肠梗阻是由于交感神经麻痹或副交感神经兴奋，致肠管肌肉强烈痉挛收缩而肠腔变得很细小，肠内容物也不能向下运行。可在急性肠炎、肠道功能紊乱或慢性铅中毒患者发生。

（3）血运性肠梗阻　亦可归入动力性肠梗阻之中，是因肠系膜血管有血栓形成或发生栓塞，致肠管的血运发生障碍，因而失去蠕动能力；肠腔本身并无狭窄或阻塞。

2. 根据肠壁的血供有无障碍分类

无血液循环障碍者为单纯性肠梗阻，如有血液循环障碍则为绞窄性肠梗阻。绞窄性肠梗阻因有血液循环障碍，可以导致肠壁坏死、穿孔与继发性腹膜炎，可发生严重的脓毒症。

3. 根据梗阻的程度分类

分为完全性肠梗阻与部分肠梗阻。完全性肠梗阻的病理生理改变与症状均较部分肠梗阻为明显，需要及时、积极地处理，如果一段肠袢的两端均有梗阻，形成闭袢，称闭袢型肠梗阻，虽属完全性肠梗阻，但因有其特殊性，局部肠袢呈高度膨胀，局部血液循环发生障碍，容易发生肠壁坏死、穿孔。

4. 根据梗阻的部位分类

分为高位（空肠）梗阻、低位小肠（回肠）和结肠梗阻，后者因有回盲瓣的作用，肠内容物只能从小肠进入结肠，不能反流，故又称“闭袢性梗阻”。

二、临床表现

1. 症状

（1）腹痛　肠道的正常蠕动受到阻挡而不能通过时，必致蠕动加剧而发生绞痛；因肠蠕动有节律性，故蠕动加剧引起的绞痛亦为阵发性。阵痛往往骤然来临，但开始时较轻，逐渐加重达高峰，持续1～3min后再逐渐减轻直至消失；间歇一定时间后绞痛又重新发作，一般是有增无减。在有机械性肠梗阻时，肠绞痛几乎总是存在；此外，患者还常自觉有“气块”在腹内窜动，到达一定部位受阻时腹痛最为剧烈，至感觉气块能够通过并随后有少量气体自肛门排出时，则腹痛可立即减轻或完全消失。此种“气块”的出现，亦为肠梗阻患者所特有。

（2）呕吐　呕吐是肠梗阻的一个主要症状。在梗阻的早期，呕吐为反射性，吐出物为发病前所进食物；以后呕吐则按梗阻部位的高低而有所不同。高位的小肠梗阻可引起频繁呕吐，呕吐量甚多，主要为胃液、十二指肠液以及胰液和胆汁。低位小肠梗阻除初期的反射性呕吐以外，可以有一段时间没有呕吐，而要等到肠腔膨胀显著，肠内充满积气和积液，至引起肠袢逆蠕动时才将肠内容物反流入胃，然后引起反流性的呕吐；这时吐出物往往先为胆性液体，然后即为具有臭味的棕黄色肠液，即所谓“呕粪”的症状。结肠梗阻时一般并无明显呕吐症状，虽然患者腹胀得很厉害，但也往往很少呕吐，用胃管抽吸时胃内也多无积气、积液。

（3）腹胀　腹胀为肠梗阻患者出现较晚的症状，其程度与梗阻的部位有关。高位空肠梗阻时由于呕吐频繁，肠腔内积气、积液甚少，一般无明显腹胀感；低位小肠梗阻的腹胀主要是在腹中部或小腹部；而结肠梗阻常为全腹胀，但以上腹部最为明显。麻痹性肠梗阻的腹胀也为全腹性的。闭袢性肠梗阻时因受累的肠袢胀得最为明显，因此临床上常表现为不对称的腹胀，有时能扪到该高度膨胀的肠袢，在确定诊断上有重大价值。

（4）停止排气排便　停止排气排便是完全性肠梗阻的主要症状。在肠套叠、肠系膜血管栓塞或血栓形成时，可自肛门排出血性黏液或果酱样粪便。

2. 体征

腹部有不同程度的腹胀，在腹壁较薄的患者，尚可见到肠型及肠蠕动波、肠型及肠蠕动波多随腹痛的发作而出现。当梗阻上部肠管内积存的气体与液体较多时，稍加振动腹部可听到振水声。腹部叩诊多呈鼓音。听诊时有高亢的蠕动音；此肠蠕动音在肠道有大量积气时呈高调的金属音。

三、辅助检查

1. 实验室检查

反复呕吐所致之脱水现象和血液浓缩，可以引起血红蛋白、红细胞和白细胞数值增加，血 K^+、Na^+、Cl^- 与酸碱平衡都可发生改变。高位梗阻，呕吐频繁，大量胃液丢失可出现低血钾、低血氯与代谢性碱中毒。

2. X 线检查

在正常情况下，腹部 X 线片上仅见胃和结肠中有气体。为了确定肠梗阻的诊断，不论透视还是拍片，都应在直立位（或侧卧位）和平卧位同时进行。如有肠梗阻存在时，于直立位（或侧卧位）片上可以看到肠腔内有多个肠袢内含有气液平面，呈阶梯状。

四、诊断

首先根据肠梗阻临床表现的共同特点，确定是否为肠梗阻，进一步确定梗阻的类型和性质，最后明确梗阻的部位和原因。这是诊断肠梗阻不可缺少的步骤。

1. 是否肠梗阻

根据腹痛、呕吐、腹胀、停止经肛门排气排便四大症状和腹部可见肠型或蠕动波、肠鸣音亢进等，一般可作出诊断。

2. 是机械性还是动力性梗阻

机械性肠梗阻具有上述典型临床表现，早期腹胀可不显著。麻痹性肠梗阻是一种动力性肠梗阻，无阵发性绞痛等肠蠕动亢进的表现，相反肠蠕动减弱或消失，腹胀显著，肠鸣音微弱或消失。腹部 X 线平片和 CT 检查对鉴别诊断甚有价值，麻痹性肠梗阻显示大肠、小肠全部充气扩张；而机械性肠梗阻胀气限于梗阻以上的部分肠管。

3. 是单纯性还是绞窄性梗阻

有下列表现者，应考虑绞窄性肠梗阻的可能，必须尽早进行手术治疗。

（1）腹痛发作急骤，初始即为持续性剧烈疼痛，或在阵发性加重之间仍有持续性疼痛。有时出现腰背部痛。

（2）病情发展迅速，早期出现休克，抗休克治疗后改善不明显。

（3）有腹膜炎的表现，体温上升、脉率增快、白细胞计数增高。

（4）腹胀不对称，腹部有局部隆起或触及有压痛的肿块（孤立胀大的肠袢）。

（5）呕吐出现早而频繁，呕吐物、胃肠减压抽出液、肛门排出物为血性。腹腔穿刺抽出血性液体。

（6）腹部X线检查见孤立扩大的肠袢。

（7）经积极的非手术治疗，症状、体征无明显改善。

4. 是高位还是低位梗阻

高位小肠梗阻的呕吐发生早而频繁，腹胀不明显；低位小肠梗阻的腹胀明显，呕吐出现晚而次数少，并可吐粪样物；结肠梗阻与低位小肠梗阻的临床表现很相似，X线检查有助于鉴别：低位小肠梗阻，扩张的肠袢在腹中部，呈“阶梯状”排列；结肠梗阻时扩大的肠袢分布在腹部周围，可见结肠袋，胀气的结肠阴影在梗阻部位突然中断，盲肠胀气最显著。

5. 是完全性还是不完全性梗阻

完全性梗阻呕吐频繁，如为低位梗阻则腹胀明显，完全停止排便排气。X线检查见梗阻以上肠袢明显充气扩张，梗阻以下结肠内无气体。不完全性梗阻呕吐与腹胀均较轻，X线所见肠袢充气扩张都较不明显，结肠内可见气体存在。

6. 是什么原因引起梗阻

根据肠梗阻不同类型的临床表现，参考年龄、病史、体征、X线检查等进行分析。临床上粘连性肠梗阻最为常见，多发生于以往有腹部手术、损伤或炎症病史的病人。嵌顿性或绞窄性腹外疝也是常见的肠梗阻原因。新生儿以肠道先天性畸形为多见，2岁以内的小儿多为肠套叠。蛔虫团所致的肠梗阻常发生于儿童。老年人则以肿瘤及粪块堵塞为常见。

五、治疗

急性肠梗阻的治疗包括非手术治疗和手术治疗，治疗方法的选择根据梗阻的原因、性质、部位以及全身情况和病情严重程度而定。

1. 非手术治疗

（1）胃肠减压　胃肠减压是治疗肠梗阻的主要措施之一。

（2）矫正水、电解质紊乱和酸碱失衡。

（3）防治感染和中毒　一般单纯性肠梗阻可不应用，但对单纯性肠梗阻晚期，特别是绞窄性肠梗阻以及手术治疗的患者，应该使用。

2. 手术治疗

（1）解决引起梗阻的原因　如粘连松解术、肠切开去除异物、肠套叠或肠扭转复位术等。

（2）肠切除肠吻合术　如肠管因肿瘤、炎症性狭窄等，或局部肠袢已经失活坏死，则应做肠切除肠吻合术。对于绞窄性肠梗阻，应争取在肠坏死以前解除梗阻，恢复肠管血液循环，正确判断肠管的生机十分重要。如在解除梗阻原因后有下列表现，则说明肠管已无生机。

① 肠壁已呈黑色并塌陷。

② 肠壁已失去张力和蠕动能力，肠管麻痹、扩大、对刺激无收缩反应。

③ 相应的肠系膜终末小动脉无搏动。

（3）肠短路吻合　当梗阻病灶不可能解除时，可以考虑在梗阻部位上、下肠袢之间做短路吻合以解除梗阻。

（4）肠造口或肠外置术　肠梗阻部位的病变复杂或病人情况很差，不允许行复杂的手术，可用这类术式解除梗阻。

第八节　急性阑尾炎

急性阑尾炎是由阑尾管腔梗阻、细菌入侵等多种原因引起的阑尾急性炎症性疾病。典型临床表现为转移性右下腹痛。是最多见的急腹症之一。

一、病因

（1）阑尾管腔阻塞　是急性阑尾炎最常见的病因。阑尾管腔阻塞的最常见原因是淋巴滤泡的明显增生，其次为粪石。异物、炎性狭窄、食物残渣、蛔虫、肿瘤等则是较少见的病因。

（2）细菌入侵 由于阑尾管腔阻塞，细菌繁殖，致病菌多为肠道内的各种革兰氏阴性杆菌和厌氧菌。

二、分型

（1）急性单纯性阑尾炎 病变多局限于黏膜和黏膜下层。临床症状和体征均较轻。

（2）急性化脓性阑尾炎 常由单纯性阑尾炎发展而来。阑尾肿胀明显，浆膜高度充血，表面覆以纤维素性（脓性）渗出物。临床症状和体征较重。

（3）坏疽性及穿孔性阑尾炎 阑尾管壁坏死或部分坏死，呈暗紫色或黑色。穿孔部位多在阑尾根部和尖端。穿孔如未被包裹，感染继续扩散，则可引起急性弥漫性腹膜炎。

（4）阑尾周围脓肿 急性阑尾炎化脓、坏疽或穿孔，如果此过程进展较慢，大网膜可移至右下腹部，将阑尾包裹并形成粘连，形成炎性肿块或阑尾周围脓肿。

三、临床表现

1. 症状

（1）腹痛 典型的腹痛发作始于上腹，逐渐移向脐部，数小时（6～8 小时）后转移并局限于右下腹。

（2）胃肠道症状 发病早期可能有厌食，也可发生恶心、呕吐，但程度较轻。有的病例可能发生腹泻。盆腔位阑尾炎时炎症刺激直肠和膀胱，可引起排便、里急后重等症状。

（3）全身症状 早期乏力。炎症重时出现中毒症状，心率增快，发热，体温达 38℃左右。阑尾穿孔时体温会更高，达 39℃或 40℃。

2. 体征

（1）腹部压痛 右下腹压痛是急性阑尾炎最常见的重要体征。压痛点通常位于麦氏点，可随阑尾位置的变异而改变，但压痛点始终在一个固定的位置上。

（2）腹膜刺激征 反跳痛（Blumberg 征），腹肌紧张，肠鸣音减弱或消失等。

（3）右下腹肿块 如查体发现右下腹饱满，扪及一压痛性肿块，边界不清，固定，应考虑阑尾周围脓肿的诊断。

（4）可辅助诊断的其他体征

① 结肠充气试验（Rovsing 征）：病人取仰卧位，用右手压迫左下腹，再用左手挤压近端结肠，结肠内气体可传至盲肠和阑尾，引起右下腹疼痛者为阳性。

② 腰大肌试验（psoas 征）：病人取左侧卧位，使右大腿后伸，引起右下腹疼痛者为阳性。说明阑尾位于腰大肌前方、盲肠后位或腹膜后位。

③ 闭孔内肌试验（obturator 征）：病人取仰卧位，使右髋和右大腿屈曲，然后被动向内旋转，引起右下腹疼痛者为阳性。提示阑尾靠近闭孔内肌。

④ 经肛门直肠指诊：引起炎症阑尾所在位置压痛。压痛常在直肠右前方。当阑尾穿孔时直肠前壁压痛广泛。当形成阑尾周围脓肿时，有时可触及痛性肿块。

四、辅助检查

（1）血常规检查 大多数急性阑尾炎病人的白细胞计数和中性粒细胞比例增高。白细胞计数升高到（10～20）$\times 10^9$/L，可发生核左移。

（2）腹部 X 线检查 可见盲肠扩张和液气平面。

（3）超声可发现肿大的阑尾或脓肿。

（4）CT 的灵敏度优于超声，尤其有助于阑尾周围脓肿的诊断。

（5）腹腔镜检查 可以直接观察阑尾情况，对明确诊断具有决定性作用。同时可经腹腔镜做阑尾切除术。

五、鉴别诊断

（1）胃十二指肠溃疡穿孔 病人多有溃疡病史，表现为突然发作的剧烈腹痛。体征除右下腹压痛外，上腹仍具疼痛和压痛，腹壁板状强直等腹膜刺激症状也较明显。胸腹部X线检查或CT发现膈下游离气体，则有助于鉴别诊断。

（2）右侧输尿管结石　多呈突然发生的右下腹阵发性剧烈绞痛，疼痛向会阴部、外生殖器放射。右下腹无明显压痛，或仅有沿右侧输尿管径路的轻度深压痛。尿中查到大量红细胞。超声或X线检查在输尿管走行部位可显示结石回声或阴影。

（3）异位妊娠破裂　表现为突然出现的下腹痛，常有急性失血症状和腹腔内出血的体征，有停经史及阴道不规则出血史；检查时有宫颈举痛、附件肿块，阴道后穹隆穿刺有不凝血等。

（4）卵巢囊肿蒂扭转　有明显而剧烈的腹痛，腹部或盆腔检查中可扪及有压痛的肿块。超声检查有助于诊断和鉴别诊断。

六、治疗

1. 手术治疗

绝大多数急性阑尾炎一旦确诊，应早期施行阑尾切除术。

2. 非手术治疗

仅适用于单纯性阑尾炎及急性阑尾炎的早期阶段，适当药物治疗可恢复正常；病人不接受手术治疗，全身情况差或客观条件不允许，或伴有其他严重器质性疾病而有手术禁忌证者。主要措施包括选择有效的抗生素和补液治疗。

第九节　结肠癌

结肠癌是起源于结肠黏膜上皮的常见的消化道恶性肿瘤。腺癌多见。发病率为胃肠肿瘤的第3位。

一、病因

结肠癌病因虽未明确。其高危因素有腺瘤性息肉、炎症性肠病、家族史、过多脂肪和蛋白质的摄入、缺乏膳食纤维、高龄、肥胖、吸烟等。结直肠癌发病可能与溃疡性结肠炎、结直肠息肉、结直肠腺瘤、克罗恩病、血吸虫病等有关。有林奇综合征（LS)、家族性腺瘤性息肉病（FAP）等相关家族史的人群为高危人群。

二、病理

1. 大体分型

（1）隆起型　凡肿瘤的主体向肠腔内突出者，均属本型。

（2）溃疡型　肿瘤形成深达或贯穿肌层之溃疡者均属此型。

（3）浸润型　肿瘤向肠壁各层弥漫浸润，使局部肠壁增厚，但表面常无明显溃疡或隆起。

2. 组织分级

针对结直肠腺癌（普通型），可按照腺管形成比例分为高分化（>95%腺管形成)、中分化（50%～95%腺管形成)、低分化（0～49%腺管形成）和未分化（无腺管形成、黏液产生、神经内分泌、鳞状或肉瘤样分化）4级。

三、临床表现

1. 排便习惯与粪便性状的改变

为最早出现的症状，多表现为排便次数增加、腹泻、便秘，粪便中带血、脓液或黏液。

2. 腹痛

常为定位不确切的持续性隐痛，或仅为腹部不适或腹胀感，出现肠梗阻时则腹痛加重或为阵发性绞痛。

3. 腹部肿块

多为瘤体本身，有时可能为梗阻近侧肠腔内的积粪。

4. 肠梗阻症状

多表现为慢性低位不完全性肠梗阻。左半结肠癌有时以急性完全性结肠梗阻为首发症状。

5. 全身症状

全身症状如贫血、消瘦、乏力、低热等，晚期可出现腰骶部疼痛、黄疸、腹水等。

一般右半结肠以腹痛、腹部肿块和全身症状为主；左半结肠以梗阻症状、排便习惯与粪便性状改变等症状为主。

四、辅助检查

1. 实验室检查

（1）粪便常规　注意有无红细胞、白细胞。

（2）粪便潜血试验　针对消化道少量出血的诊断有重要价值。

（3）结直肠癌患者在诊断时、治疗前、评价疗效和随访时，必须检测外周血癌胚抗原（CEA）、糖类抗原（CA）19-9；有肝转移患者建议检测甲胎蛋白（AFP）；疑有腹膜、卵巢转移患者建议检测 CA125。

2. 内镜检查

所有疑似结直肠癌患者均推荐全结肠镜检查。镜下发现病灶取病理活检可明确诊断。

3. CT 检查

用于诊断和鉴别诊断结肠癌，判断结肠癌临床分期和直肠癌远处转移，评价结直肠癌新辅助或转化治疗效果及随访筛查局部复发和远处转移。了解腹部肿块和肿大淋巴结，发现肝内有无转移等均有帮助。

4. 超声

推荐直肠内置超声判断 T2 期及以下直肠癌肿瘤分期。

五、诊断

凡 40 岁以上有以下任一表现者应列为高危人群。

① 一级亲属有结直肠癌病史者。

② 有癌症病史或肠道腺瘤或息肉病史。

③ 粪便潜血试验阳性者。

④ 以下五种表现具有两项及两项以上者：黏液血便、慢性腹泻、慢性便秘、慢性阑尾炎病史及精神创伤史。

对高危人群，行纤维结肠镜检查，镜下发现病灶取病理活检不难明确诊断。

六、分期

结直肠癌 TNM 分期系统（2017 年第八版）具体内容如下。

1. 原发肿瘤（T）

Tx：原发肿瘤无法评价。

T0：无原发肿瘤证据。

Tis：原位癌，黏膜内癌（侵犯固有层，未侵透黏膜肌层）。

T1：肿瘤侵犯黏膜下层。

T2：肿瘤侵犯固有肌层。

T3：肿瘤侵透固有肌层达结直肠周组织。

T4：肿瘤侵犯脏层腹膜，或侵犯或粘连邻近器官或结构。

T4a：肿瘤侵透脏层腹膜（包括大体肠管通过肿瘤穿孔和肿瘤通过炎性区域连续浸润脏腹膜表面）。

T4b：肿瘤直接侵犯或粘连邻近器官或结构。

2. 区域淋巴结（N）

Nx：区域淋巴结无法评价。

N0：无区域淋巴结转移。

N1：有 1～3 枚区域淋巴结转移（淋巴结内肿瘤≥0.2mm），或存在任何数量的肿瘤结节并且所有可辨识的淋巴结无转移。

N1a：有 1 枚区域淋巴结转移。

N1b：有 2～3 枚区域淋巴结转移。

N1c：无区域淋巴结转移，但有肿瘤结节存在于以下部位：浆膜下、肠系膜或无腹膜覆盖的结肠周或直肠周/直肠系膜组织。

N2：有 4 枚或以上区域淋巴结转移。

N2a：4～6 枚区域淋巴结转移。

N2b：7 枚或以上区域淋巴结转移。

3. 远处转移（M）

M0：无远处转移。

M1：转移至一个或更多远处部位或器官，或腹膜转移被证实。

M1a：转移至一个部位或器官，无腹膜转移。

M1b：转移至两个或更多部位或器官，无腹膜转移。

M1c：仅转移至腹膜表面或伴其他部位或器官的转移。

4. 解剖分期和预后组别

0：TisN0M0。

Ⅰ：T1N0M0、T2N0M0。

ⅡA：T3N0M0。

ⅡB：T4aN0M0。

ⅡC：T4bN0M0。

ⅢA：T1～2N1/N1cM0、T1N2aM0。

ⅢB：T3～4aN1/N1cM0、T2～3N2aM0、T1～2N2bM0。

ⅢC：T4aN2aM0、T3～4aN2bM0、T4bN1～2M0。

ⅣA：任何 T 任何 NM1a。

ⅣB：任何 T 任何 NM1b。

ⅣC：任何 T 任何 NM1c。

七、治疗

1. 结肠癌的手术治疗原则

（1）全面探查，由远及近。必须探查并记录肝脏、胃肠道、子宫及附件、腹膜、大网膜、相关肠系膜和主要血管旁淋巴结和肿瘤邻近脏器的情况。

（2）推荐常规切除足够的肠管，清扫区域淋巴结，并进行整块切除，建议常规清扫两站以上淋巴结。

（3）推荐锐性分离技术。

（4）推荐遵循无瘤手术原则。

（5）对已失去根治性手术机会的肿瘤，如果患者无出血、梗阻、穿孔症状或压迫周围脏器引起相关症状，则根据多学科会诊评估确定是否需要切除原发灶。

（6）结肠新生物临床高度怀疑恶性肿瘤，但病理无法证实或活检报告为高级别上皮内瘤变，如患者可耐受手术，建议行手术探查。

2. cT1N0M0 期结肠癌

建议采用内镜下切除、局部切除或肠段切除术。如行内镜下切除或局部切除必须满足如下要求。

（1）肿瘤大小<3cm。

（2）肿瘤侵犯肠周<30%。

（3）切缘距离肿瘤≥1mm。

（4）活动，不固定。

（5）仅适用于 T1 期肿瘤。

（6）高、中分化。

（7）治疗前影像学检查无淋巴结转移的征象。

（8）肿瘤出芽 G1。

侵入黏膜下层的浅浸润癌（SM1 期），可考虑行内镜下切除，决定行内镜下切除前，需要仔细评估肿瘤大小、预测浸润深度、肿瘤分化程度等相关信息。如果行内镜下切除，可行内镜黏膜下剥离术（ESD）或内镜下黏膜切除术（EMR）切除。

局部切除术后病理证实为 T1，如果切除完整、切缘（包括基底）阴性而且具有良好预后的组织学特征（如分化程度良好、无脉管浸润），则无论是广基还是带蒂，不推荐再行手术切除。如果有以下情况，推荐追加肠段切除术加区域淋巴结清扫。

（1）具有预后不良的组织学特征，如分化程度差（低分化腺癌、未分化癌、印戒细胞癌、黏液腺癌等）、有脉管浸润。

（2）非完整切除，标本破碎，切缘无法评估。

（3）黏膜下浸润深度≥1000μm。

（4）切缘阳性（距切缘 1mm 内存在肿瘤或电刀切缘可见肿瘤细胞）。

（5）肿瘤出芽 G2/G3。

3. T2～4N0～2M0 期结肠癌

（1）首选手术方式　相应结肠肠段的切除加区域淋巴结清扫。

区域淋巴结清扫建议包括肠旁、中间和系膜根部淋巴结。

（2）家族性腺瘤性息肉病　建议行全结直肠切除加回肠储袋肛管吻合术、全结直肠切除加回肠直肠端端吻合术（建议吻合口位置在距肛缘 7cm 以内，便于以后随访）。

（3）肿瘤侵犯周围组织器官　建议联合脏器整块切除。术前影像学报告为 cT4 的结肠癌，建议行术前化疗或放化疗，再施行结肠切除术。

（4）已经引起梗阻的可切除结肠癌　推荐行一期切除吻合，或一期肿瘤切除近端造口、远端闭合，一期肿瘤切除吻合加近端预防性造口，或造口术后二期切除，或支架植入术后限期切除。

第十节　直肠癌

直肠癌是乙状结肠与直肠交界处至齿状线之间的癌。直肠癌的病因、病理分型、分期等同结肠癌。

一、临床表现

（一）症状

（1）直肠刺激症状　便意频繁，排便习惯改变；便前肛门有下坠感、里急后重、排便不尽感，晚期有下腹痛。

（2）癌肿破溃出血症状　大便表面带血及黏液，甚至有脓血便。

（3）肠腔狭窄症状　癌肿侵犯致肠管狭窄，初时大便进行性变细，造成肠管部分梗阻后，有腹痛、腹胀、肠鸣音亢进等不完全性肠梗阻表现。

（4）癌肿侵犯周围组织或转移至远处器官引起相应症状。

（二）体征

（1）直肠指诊触及肿物。

（2）腹股沟淋巴结肿大，多见于累及齿状线以下的直肠癌。

二、辅助检查

基本同结肠癌。

三、治疗

直肠癌手术的腹腔探查处理原则同结肠癌。

1. cT1N0M0 期直肠癌

早期直肠癌如经肛门切除（非经腔镜或内镜下）必须满足如下要求。

（1）肿瘤最大径＜3cm。

（2）肿瘤侵犯肠周＜30％。

（3）切缘距离肿瘤＞3mm。

（4）活动，不固定。

（5）距肛缘＜8cm。

（6）仅适用于 T1 期肿瘤。

（7）无血管淋巴管浸润（LVI）或神经浸润（PNI）。

（8）高、中分化。

（9）治疗前影像学检查无淋巴结转移的征象。

2. cT2～4N0～2M0 期直肠癌

推荐行根治性手术治疗。中上段直肠癌推荐行低位前切除术；低位直肠癌推荐行腹会阴联合切除术（APR）或慎重选择保肛手术。中下段直肠癌切除必须遵循 TME 原则，尽可能锐性游离直肠系膜。尽量保证环周切缘阴性，对可疑环周切缘阳性者，应追加后续治疗。肠壁远切缘需距离肿瘤 1～2cm，直肠系膜远切缘距离肿瘤≥5cm 或切除全直肠系膜，必要时可行术中冰冻，确定切缘有无肿瘤细胞残留。在根治肿瘤的前提下，尽可能保留肛门括约肌功能、排尿和性功能。治疗原则如下。

（1）切除原发肿瘤，保证足够切缘，远切缘至少距肿瘤远端 2cm。下段直肠癌（距离肛门＜5cm）远切缘距肿瘤 1～2cm 者，建议术中冰冻病理检查证实切缘阴性。直肠系膜远切缘距离肿瘤下缘≥5cm 或切除全直肠系膜。

(2) 切除直肠系膜内淋巴脂肪组织，如有明确影像学证据高度怀疑存在侧方淋巴结转移者，建议行侧方淋巴结清扫。

(3) 尽可能保留盆腔自主神经。

(4) 术前影像学提示 cT3～4 和（或）N＋的局部进展期中下段直肠癌，建议行术前放化疗或术前化疗，术前放化疗与手术的间隔时间见放化疗部分。

(5) 肿瘤侵犯周围组织器官者争取联合脏器切除。

(6) 保守治疗无效的肠梗阻、出血、穿孔的直肠新生物，临床高度怀疑恶性，而无病理诊断，并可耐受手术的患者，建议手术探查。

(7) 对于已经引起肠梗阻的可切除直肠癌，推荐行一期切除吻合，或一期肿瘤切除吻合＋近端预防性造口，或行 Hartmann 手术，或造口术后二期切除，或支架植入解除梗阻后限期切除。一期切除吻合前推荐行术中肠道灌洗。如估计吻合口瘘的风险较高，建议行 Hartmann 手术或一期切除吻合及预防性肠造口。

(8) 术中如有明确肿瘤残留，建议放置金属夹作为后续放疗的标记。

第十一节 肛周脓肿

肛周脓肿是指肛管直肠周围软组织或其间隙发生的急性化脓性感染，并形成脓肿，是肛管直肠周围脓肿的简称。肛周皮下和坐骨直肠窝脓肿较为常见。多见于 20～40 岁的青壮年，男性多于女性。

一、病因

绝大部分肛周脓肿由肛腺感染所致。常见的致病菌有大肠埃希菌、金黄色葡萄球菌、链球菌和铜绿假单胞菌。肛周脓肿也可继发于肛周皮肤感染、损伤、肛裂、内痔、药物注射、骶尾骨骨髓炎等。

二、分类

以肛提肌为界将肛周脓肿分为低位（肛提肌下）脓肿和高位（肛提肌上）脓肿两类。

（1）低位脓肿　包括肛周皮下脓肿、坐骨直肠窝脓肿、肛管后间隙脓肿、低位肌间脓肿。

（2）高位脓肿　包括骨盆直肠间隙脓肿、直肠后间隙脓肿、直肠黏膜下脓肿、高位肌间脓肿。

三、临床表现

（1）肛周皮下脓肿　局部疼痛明显，甚至有持续性跳痛，而全身症状不明显。病变部位明显红肿，有压痛，可触及明显波动感。

（2）坐骨直肠窝脓肿　又称坐骨直肠间隙脓肿。发病时病侧出现持续性胀痛，逐渐加重，继而为持续性跳痛，排便或行走时疼痛加剧，可有排尿困难和里急后重；脓肿范围较大时全身感染症状明显，如发热、寒战、恶心、乏力等。

（3）骨盆直肠间隙脓肿　又称骨盆直肠窝脓肿。全身表现较重，有高热、寒战、疲倦不适等中毒表现，直肠内有明显沉重坠胀感。

（4）直肠黏膜下脓肿、直肠后间隙脓肿、高位直肠肌间脓肿　主要表现为会阴、直肠部坠胀感，排便时疼痛加重；可伴有不同程度的全身感染症状。

四、诊断

肛周脓肿的诊断通常基于病史和体格检查。

浅表脓肿往往表现为肛周疼痛和肿胀，深部脓肿如坐骨直肠窝或者骨盆直肠间隙的脓肿可伴有会阴或腰骶部胀痛，其诊断有时需要借助指诊检查或者肛门镜进行确诊。

鉴别诊断包括肛裂、血栓痔、汗腺炎、肛管癌和癌前病变、克罗恩病以及性传播疾病。

五、治疗

一旦诊断为肛管直肠周围脓肿应及时切开引流。

原则上切口应紧靠肛缘，以缩短潜在瘘管的长度并确保引流通畅。坐骨直肠窝脓肿，或向上蔓延引起提肛肌上方脓肿，在肛周尽量靠近括约肌复合体外缘做引流切口；括约肌间脓肿，或向上蔓延引起提肛肌上方脓肿，或是盆腔脓肿向下蔓延，应经肛从直肠腔内引流，也可以置管引流或挂线引流，避免形成经括约肌瘘或括约肌外瘘。

对于肛周和会阴局部感染严重的肛管直肠周围脓肿，可考虑使用抗生素，伴全身感染、心脏瓣膜疾病、糖尿病和免疫抑制的患者需要应用抗生素。

第十二节　肛瘘

肛瘘是指肛管直肠周围的肉芽肿性管道，由内口、瘘管、外口三部分组成。内口常位于肛窦，多为一个；外口在肛周皮肤上，可为一个或多个，经久不愈或反复发作为其特点。肛瘘可发生于任何年龄，20～40 岁年龄段相对高发，男性发病率高于女性。

一、病因

大部分肛瘘由肛周脓肿引起。结核、溃疡性结肠炎、克罗恩病等特异性炎症，恶性肿瘤、肛管外伤感染也可引起肛瘘。

二、分类

1. Parks 肛瘘分类

（1）Ⅰ型　括约肌间瘘，主瘘管由内口穿过内括约肌，再经过内外括约肌间平面到肛周皮肤，部分支管可沿括约肌间平面延伸。

（2）Ⅱ型　经括约肌瘘，主瘘管由内口穿过内括约肌和外括约肌，经坐骨直肠窝到达皮肤，瘘管高低决定其累及括约肌的程度。

（3）Ⅲ型 括约肌上瘘，主瘘管经内口穿过内括约肌，再经括约肌间平面向上越过耻骨直肠肌，然后向下经坐骨直肠窝到皮肤。

（4）Ⅳ型 括约肌外瘘，内口位于肛提肌平面的上方，瘘管穿过肠壁及外括约肌深部，然后经坐骨直肠窝到达皮肤。

2. 依据肛瘘治疗的困难程度分类

可将肛瘘分为单纯性和复杂性肛瘘。相对单纯性肛瘘，复杂性肛瘘治疗困难，容易造成副损伤，遗留肛门节制功能障碍，且复发率高。

（1）复杂性肛瘘 包括括约肌外瘘、括约肌上瘘、涉及＞30％肛门外括约肌范围的经括约肌瘘、马蹄形瘘、女性患者的前侧经会阴复合体的肛瘘以及合并炎性肠病、放射性肠炎、恶性肿瘤、肛门节制功能不全、慢性腹泻等的肛瘘。

（2）单纯性肛瘘 包括低位经括约肌肛瘘和涉及＜30％外括约肌范围的经括约肌肛瘘等，不包括上述危险因素。

3. 按瘘管位置高低分类

（1）低位肛瘘 瘘管位于外括约肌深部以下。

（2）高位肛瘘 瘘管位于外括约肌深部以上。

三、临床表现

外口持续或间断流出少量脓性、血性分泌物为主要症状。当外口愈合，因引流不畅有脓肿形成时，可出现明显疼痛，同时可伴有发热、寒战、乏力等全身感染症状。脓肿穿破或切开引流后，症状缓解。上述症状反复发作是肛瘘的临床特点。

在肛周皮肤上可见到单个或多个外口，挤压时有脓液或脓血性分泌物排出。

四、诊断

依据患者肛周脓肿自行破溃、切开引流或愈合后反复破溃病史，并结合破口与肛门之间皮下触及硬条索、肛门括约肌纤维化等体征，对多数肛瘘可以做出明确诊断。

对于瘘管不明显，特别是复杂性肛瘘者，建议采用 CT、超声、MRI 或瘘管造影等检查，以明确瘘管走向及其与括约肌的关系、有无残余脓腔及内口位置等，有利于指导手术方案的选择。

五、治疗

肛瘘手术治疗的目标是消除肛瘘内口和上皮化的瘘管，最大限度减少对肛门括约肌的损伤。

（一）手术方法

（1）肛瘘切开术　肛瘘切开术适用于括约肌间瘘和低位经括约肌瘘，其治疗成功率可达 90%。手术方法为在明确肛瘘内外口及瘘管走向后，用探针经外口进入瘘管，循瘘管经内口穿出，切开探针上方的皮肤、皮下及肌肉组织，并切开支管和残腔，刮除瘘管壁肉芽组织，必要时对瘘管壁组织进行病理检查。

（2）肛瘘切除术　沿瘘管壁外侧彻底切除肛瘘瘘管，可切开或保留瘘管表面的正常皮肤、皮下组织。对肛瘘表浅但瘘管通畅不良的患者，恐瘘管探查不可靠，可选择行肛瘘切除术。

（3）肛瘘切开袋形缝合术　肛瘘切开后，搔刮瘘管壁肉芽组织，将肛管皮肤黏膜和瘘管壁纤维组织缝合。适应证与肛瘘切开术相同。

（4）肛瘘挂线术　探针自外口进入，仔细沿瘘管伸入至内口，用探针引入丝线，再用丝线引入橡皮筋，收紧并结扎橡皮筋。对于累及括约肌较多（30%～50%的肛门外括约肌受累）的肛瘘和部分复杂性肛瘘，如直接离断受累括约肌可能会影响肛门节制功能，可行挂线治疗。

（5）括约肌间瘘管结扎术（LIFT）　在肛门括约肌间结扎和切断瘘管，然后剔除远侧瘘管。主要适用于瘘管管道清晰、通畅的经括约肌型肛瘘。

（二）肛瘘术后管理

肛瘘术后伤口换药在首次排粪后或术后 48h 开始，患者在排粪后给予坐浴。术后 4～6 周内，伤口分泌物较多，建议每天检查、清洗创面，去除异物及坏死组织，更换引流材料，保持引流通畅。

挂实线患者要注意观察“挂线”的张力，2～4 周后如线还未脱落，可适度牵拉，必要时可重新扎紧或直接切开；对挂虚线的患者，可冲洗瘘管，根据情况适时去除或收紧挂线。

术后 6 周，伤口基本愈合，应减少对创面的刺激，注意观察伤口有无创缘皮肤内翻、粘连、假性愈合等，及时处理以减少复发。

第十三节　痔

痔是肛管或直肠下段的静脉丛充血或淤血并肿大而形成的疾病。主要临床表现为出血、疼痛、肛门瘙痒、痔赘、脱垂等。内痔是由肛垫的支持结构、静脉丛及动静脉吻合发生病理性改变，导致肛垫充血、增生、肥大、移位而形成。外痔是齿状线远侧皮下静脉丛的病理性扩张或结缔组织增生形成的。

一、病因

痔发生的确切病因目前尚不清楚，但主要与以下因素有密切关系。

（1）体位因素　痔的发生与人类的直立体位有明显关联，因为未发现四肢行走的动物有痔病发生。

（2）解剖因素　肛门直肠位于人体下部，其血管网因重力作用，影响了肛门直肠的血液回流，且痔静脉无瓣膜，故易发生曲张。

（3）感染因素　痔静脉丛的血管内膜炎和静脉周围炎可导致部分血管壁纤维化，脆性增加，变薄，使局部静脉曲张。

（4）排便因素　粪便不易排空，对直肠下段、肛管部产生较大压力，使血管受压排便次数过多，或时间太长，腹压增加，使肛门直肠静脉回流障碍。

（5）饮食因素　过度饮酒，食辛辣刺激性食物，使直肠下部及肛垫充血水肿，出血。

(6) 遗传因素　痔的发病具有明显的遗传倾向，父母患有痔，子女发病率明显高于普通人群。

(7) 职业因素　久蹲、久坐等职业如司机、电焊工等发病率较高。

(8) 其他因素　妇女妊娠，分娩时腹压增加直接影响肛门、直肠静脉血液回流，使静脉曲张，是女性痔发生和加重的重要因素。

二、发病机制

1. 静脉曲张学说

认为因人体直立、痔静脉没有瓣膜、肛门括约肌痉挛、腹压增加、粪便嵌塞等原因导致肛门直肠静脉回流障碍，引起痔静脉扩张、扭曲。切除的痔组织可见薄壁扩张的血管，或充血，或见血管内血栓。

2. 肛垫下移学说

齿线以上的黏膜及黏膜下层存在着静脉丛 Treitze 肌、结缔组织，它们共同组成肛垫，是位于齿状线上 1.5cm 左右的环状海绵样组织带，亦称为直肠海绵体，属于正常解剖结构。由于内括约肌的收缩，肛垫借 Y 形沟分割为右前、右后及左侧三块，此即所谓的“痔好发部位”，起着肛门垫圈的作用，协助括约肌以完全封闭肛门。当肛垫增生、肥大，或因肛门直肠壁的支持固定发生改变而松弛，或肛门括约肌的紧张度发生改变，使得肛垫向下移位而成痔。

三、临床表现

1. 内痔

(1) 便血　其特点是发生在排便过程的无痛性鲜红色血，呈滴血甚至喷射出血，排便末尾有便纸染血。

(2) 脱出　排便后痔核脱出肛外，初期可以自行回纳，逐渐发展至需手还纳，严重者痔核脱出后难以回纳，在稍加腹压如负重、咳嗽时亦可脱出。

（3）痔嵌顿　内痔脱出合并括约肌痉挛时，痔核受到夹持，可嵌顿在外无法回纳，出现肛门剧烈疼痛、里急后重、排尿困难等急性痔病表现。

（4）内痔的分度　根据症状的严重程度分为4度。

Ⅰ度：排便时带血、滴血，便后出血可自行停止，无痔脱出。

Ⅱ度：排便时有痔脱出，便后可自行还纳，可伴出血。

Ⅲ度：排便或久站、咳嗽、劳累、负重时痔脱出肛门外，需用手辅助还纳，可伴出血。

Ⅳ度：痔脱出不能还纳或还纳后又脱出，可伴出血。

2. 外痔

平时仅有异物感，便后或劳累时体积稍微增大，平卧休息后可以恢复常态。合并炎症或血栓形成时，表现为局部肿胀、剧烈疼痛。

3. 混合痔

兼有内痔和外痔的症状。

四、诊断

根据典型的病史，结合肛门视诊、肛周触诊、肛门指检及肛门镜检查即可诊断。

视诊及触诊可见肛缘皮赘松弛，呈单个或多个突起，柔软，无触痛。发生炎症时皮赘红肿发亮，触痛较甚。血栓形成时皮下可触及圆形质硬肿块，可移动，触痛明显。

肛门镜检查可见齿状线上方有暗红色结节向肛门镜内突出，通常位于右前、右后和左正中处，边界清晰，黏膜表面可有充血、糜烂。

五、鉴别诊断

（1）直肠癌　临床上常有将直肠癌误诊为痔而延误治疗的病例，主要原因是仅凭症状诊断，未进行直肠指诊和肠镜检查。直肠癌在直肠指诊时可扪到高低不平的肿块，指套多有暗红色血染。

（2）直肠息肉　低位带蒂息肉脱出肛门外易误诊为痔脱出，这种息肉为圆形、实质性、有蒂、可活动，多见于儿童。

（3）肥大肛乳头　来源于齿状线区域有蒂的肿块多为肥大肛乳头。

（4）直肠脱垂　直肠脱垂黏膜皱襞多呈同心圆排列，多伴括约肌松弛。

六、治疗

无症状的痔无需治疗；有症状的痔重在减轻或消除症状，而非根治；以非手术治疗为主。

1. 饮食习惯和生活方式治疗

包括食用高纤维饮食，每天的摄入量为 20～35g，或服用补充纤维素类药物，如甲基纤维素、聚卡波非钙等，可以调节粪便的硬度。除了增加高纤维饮食外，还要增加水的摄入量，以软化粪便，减少便秘的发生。另外，改变如厕的不良习惯，如长时间蹲厕或阅读，减少排便努挣和腹压，对痔的预防和治疗也是很重要的。

2. 胶圈套扎

胶圈套扎（RBL）是治疗Ⅰ度、Ⅱ度和Ⅲ度痔的较常用方法，可以在门诊进行，不需要作局部麻醉，也不需要灌肠进行肠道准备。使用华法林或肝素是 RBL 的绝对禁忌证。

3. 硬化剂注射治疗

硬化剂注射治疗的最佳适应证是Ⅰ度和Ⅱ度内痔，对抗凝治疗的患者，硬化剂注射治疗是最安全的选择。内痔伴有炎症、血栓形成或溃疡坏死，都不适合做硬化剂注射治疗，外痔、肛裂、肛瘘和肿瘤是硬化剂注射治疗的禁忌证。

4. 多普勒超声引导下痔动脉结扎术

多普勒超声引导下痔动脉结扎术适用于Ⅱ～Ⅳ度的内痔。采用一种特制的带有多普勒超声探头的直肠镜，于齿状线上方 2～3cm

探测到痔上方的动脉，然后进行准确的缝合结扎。优点是术后疼痛轻，操作简便，并发症少。

5. 痔切除术

主要用于Ⅱ～Ⅳ度内痔和混合痔的治疗，尤其适用于其他治疗方法无效或病情加重的患者。

6. 吻合器痔上黏膜环切钉合术

主要适用于Ⅲ度、Ⅳ度内痔，非手术疗法治疗失败的Ⅱ度内痔和环状痔。

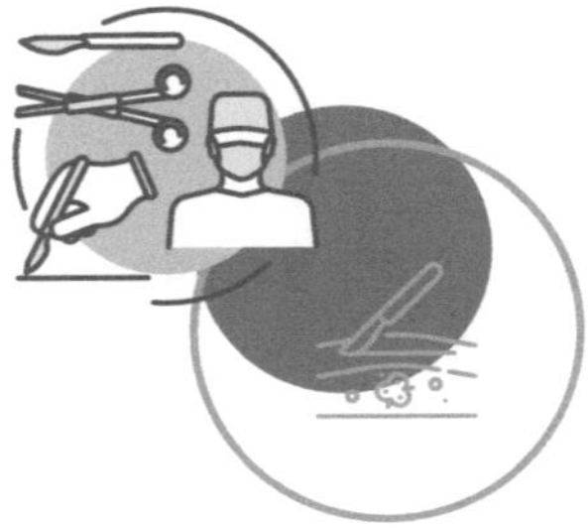

·第十一章·

泌尿生殖系统疾病

第一节　泌尿系统结石

泌尿系统结石是最常见的泌尿外科疾病之一，分为上尿路结石和下尿路结石，前者指肾结石和输尿管结石，后者指膀胱结石和尿道结石。

一、病因

（1）尿液中草酸、钙、尿酸或胱氨酸排出量增加。

（2）尿 pH 改变　在碱性尿中易形成磷酸镁铵及磷酸盐沉淀；在酸性尿中易形成尿酸和胱氨酸结晶。

（3）尿中抑制晶体形成和聚集的物质减少，如枸橼酸、焦磷酸盐、酸性黏多糖、镁等。

（4）尿量减少，使盐类和有机物质的浓度增高。

（5）尿路梗阻、感染和尿路存在异物是诱发结石形成的局部因素。

（6）药物相关因素　一类为尿液的浓度高而溶解度比较低的药物，如氨苯蝶啶、硅酸镁和磺胺类药物等，这些药物本身就可作为结石的成分。另一类为能够诱发结石形成的药物，如乙酰唑胺、维生素D、维生素C和皮质激素等，这些药物在代谢过程中可引起其他成分结石的形成。

二、临床表现

1. 上尿路结石

肾结石可引起肾区疼痛伴肋脊角叩击痛。输尿管结石典型的表现为疼痛剧烈难忍，阵发性发作，位于腰部或上腹部，并沿输尿管行径放射至同侧腹股沟，还可放射到同侧睾丸或阴唇。

2. 下尿路结石

膀胱结石的典型症状为排尿突然中断，疼痛放射至远端尿道及阴茎头部，伴排尿困难和膀胱刺激症状。尿道结石的典型症状为排尿困难，点滴状排尿，伴尿痛，重者可发生急性尿潴留及会阴部剧痛。

三、辅助检查

1. 实验室检查

尿液检查常能见到肉眼或镜下血尿。

2. 超声检查

为首选的影像学检查，能显示结石的强回声及其后方的声影，亦能显示结石梗阻引起的肾积水及肾实质萎缩等，可发现尿路平片不能显示的小结石和X线阴性结石。

3. 尿路X线平片

能发现90%以上的X线阳性结石，结石过小或钙化程度不高，纯尿酸结石及胱氨酸结石，则不显示。正侧位摄片可以鉴别腹内其他钙化阴影如胆囊结石、肠系膜淋巴结钙化、静脉石等。侧位片显示上尿路结石位于椎体前缘之后，腹腔内钙化阴影位于椎体之前。

4. 静脉尿路造影

可以评价结石所致的肾结构和功能改变，有无引起结石的尿路异常如先天性畸形等。

5. CT

能发现以上检查不能显示的或较小的输尿管结石。有助于鉴别不透光的结石、肿瘤、血凝块等，以及了解有无肾畸形。

四、治疗

（一）上尿路结石

1. 药物治疗

结石直径＜0.6cm、表面光滑、结石以下尿路无梗阻时可采用药物排石治疗。纯尿酸结石及胱氨酸结石可采用药物溶石治疗，尿酸结石可用枸橼酸氢钾钠、碳酸氢钠碱化尿液，口服别嘌醇及饮食调节等方法治疗；胱氨酸结石治疗需碱化尿液，使 pH＞7.8，α-巯丙酰甘氨酸（α-MPG）和乙酰半胱氨酸有溶石作用。在药物治疗过程中，还需增加液体摄入量，包括大量饮水，以增加尿量。

2. 体外冲击波碎石（ESWL）

适用于直径≤2cm 的肾结石及输尿管上段结石。有结石远端尿路梗阻、妊娠、出血性疾病、严重心脑血管病、主动脉或肾动脉瘤、尚未控制的泌尿系感染等不可采用此法。若需再次治疗，间隔时间为 10～14 天以上为宜，推荐 ESWL 治疗次数不超过 3～5 次。

3. 经皮肾镜取石术（PCNL）

适用于大部分需手术干预的肾结石，包括完全性和不完全性鹿角结石、直径≥2cm 的肾结石、有症状的肾盏或憩室内结石、体外冲击波难以粉碎及治疗失败的结石，以及部分第 4 腰椎以上较大的输尿管上段结石。凝血功能障碍、过于肥胖导致穿刺针不能到达肾，或脊柱畸形者不宜采用此法。

4. 输尿管镜碎石取石术（URL）

适用于中、下段输尿管结石，ESWL 失败的输尿管上段结石，X 线阴性的输尿管结石，停留时间长的嵌顿性结石。输尿管严重狭窄或扭曲、合并全身出血性疾病、未控制的尿路感染等不宜采用此法。

5. 腹腔镜输尿管切开取石（LUL）

适用于直径＞2cm 的输尿管结石，或经 ESWL、输尿管镜手术治疗失败者。

（二）下尿路结石

1. 膀胱结石

结石直径＜2cm 者可经尿道膀胱镜取石。如结石较大需采用超声、激光或气压弹道碎石后取石。

2. 尿道结石

小结石可自行排出或注入液体石蜡后挤出。前尿道结石可用手推向尿道外口，再用钳子或镊子将结石夹出；也可将探针弯成钩状将结石钩出，但操作应尽量轻柔，避免严重损伤尿道。取出有困难者可选择内镜下碎石后取出。后尿道结石可用尿道探条或膀胱镜将结石轻轻地推入膀胱，再按膀胱结石处理。

第二节 肾细胞癌

肾细胞癌（RCC）简称为肾癌，是起源于肾小管上皮的恶性肿瘤，占肾脏恶性肿瘤的 80%～90%。

一、病因

肾细胞癌的病因尚不明确，其发病与遗传、吸烟、肥胖等有关。有证据表明，饮酒、职业暴露于三氯乙烯、高雌激素的女性等都有可能增加患肾细胞癌的风险。

二、病理

肾癌常为单发，瘤体多数为类圆形的实性肿瘤，常有假包膜。肾细胞癌的组织病理类型包括透明细胞癌、乳头状细胞癌、嫌色细胞癌、集合管癌、肾髓质癌等，以透明细胞癌最为常见。

2016 版肾细胞癌 WHO/ISUP 核分级标准如下。

1 级：400×镜下核仁缺如或不明显，呈嗜碱性。

2 级：400×镜下核仁明显，嗜酸性，可见，但在 100×镜下不突出。

3 级：100×核仁明显可见，嗜酸性。

4 级：可见明显的核多形性，多核瘤巨细胞和（或）横纹肌样和（或）肉瘤样分化。

三、临床表现

（1）血尿、疼痛和肿块　在临床中，早期肾细胞癌往往缺乏临床表现。当经典的肾细胞癌三联征（血尿、腰痛和腹部包块）都出现时，多数已为中晚期患者。以血尿最为常见，表现为间歇性、无痛、肉眼血尿。疼痛常为腰部钝痛或隐痛。肿瘤较大时在腹部或腰部可触及肿块。

（2）副瘤综合征　是由于肾肿瘤释放细胞因子或激素等导致的临床表现，表现为高血压、红细胞沉降率增快、红细胞增多症、肝功能异常、高钙血症、高血糖、神经肌肉病变、淀粉样变性、溢乳症、凝血机制异常等。

（3）转移灶症状　肾癌最常见的转移部位为肺、骨、肝、肾上腺。肺转移可出现咳嗽、咯血，骨转移出现骨痛等症状。

四、辅助检查

1. 实验室检查

可有血尿、红细胞增多、贫血、红细胞沉降率增快、高血糖、高血钙、肾功能异常及肝功能异常等。

2. 超声

临床疑诊肾脏肿瘤的首选检查方法。典型的肾癌常表现为不均质的中低回声实性肿块。部分囊性肾癌可表现为无回声的囊性肿块，合并钙化时可伴局部强回声。

3. CT

对肾癌的诊断率高，可同时显示肿瘤部位、大小、有无累及邻近器官等。肾癌的 CT 表现为肾实质内不均质类圆形肿块，平扫

CT 值大多略低于肾实质或与之相仿，少数高于肾实质；增强扫描后，肿瘤出现明显强化。在 CT 扫描上肾透明细胞癌多具有较典型的对比剂“快进快出”表现：平扫多呈不均匀等/低密度的类圆形肿块，增强后皮髓质期呈中-高度强化，肾实质期肿瘤密度低于肾实质呈低密度肿块。

4. MRI 检查

可用于对 CT 对比剂过敏、孕妇或其他不适宜进行 CT 检查的患者。

五、分期

肾癌临床分期常采用 TNM 分期系统，美国癌症分期联合委员会（AJCC）制定的第 8 版 TNM 分期如下。

1. 原发肿瘤（T）

Tx：原发肿瘤无法评估。

T0：无原发肿瘤的证据。

T1：肿瘤最大径≤7cm，且局限于肾内。

T1a：肿瘤最大径≤4cm，且局限于肾内。

T1b：4cm＜肿瘤最大径≤7cm，且局限于肾内。

T2：肿瘤最大径＞7cm，且局限于肾内。

T2a：7cm＜肿瘤最大径≤10cm，且局限于肾内。

T2b：肿瘤局限于肾脏，最大径＞10cm，且局限于肾内。

T3：肿瘤侵及主要静脉或肾周围组织，但未侵及同侧肾上腺，未超过肾周围筋膜。

T3a：肿瘤侵及肾静脉或其分支的肾段静脉，或侵犯肾盂系统，或侵犯肾周脂肪和（或）肾窦脂肪，但是未超过肾周围筋膜。

T3b：肿瘤侵及膈下的腔静脉。

T3c：肿瘤侵及膈上的腔静脉或侵及腔静脉壁。

T4：肿瘤侵透肾周筋膜，包括侵及邻近肿瘤的同侧肾上腺。

2. 区域淋巴结（N）

Nx：区域淋巴结无法评估。

N0：区域淋巴结无转移。

N1：区域淋巴结有转移。

3. 远处转移（M）

M0：无远处转移。

M1：有远处转移。

4. 分期

Ⅰ期：T1 N0 M0。

Ⅱ期：T2 N0 M0。

Ⅲ期：T1/2 N0 M0、T3 N0/1 M0。

Ⅳ期：T4 任何 N M0、任何 T 任何 N M1。

六、治疗

（一）手术治疗

1. 根治性肾切除术（RN）

根治性肾切除术主要应用于无法行肾部分切除术的 T1 期肾癌，以及 T2～T4 期肾癌。

2. 保留肾单位手术（NSS）

对于局限性肾细胞癌患者，如技术上可行，临床分期为 T1a 的肾细胞癌患者，推荐行保留肾单位手术。对于 T1b、T2 期甚至部分 T3 期肿瘤，也可考虑行 NSS。

（二）消融治疗

消融治疗是借助医学影像技术的引导对肿瘤靶向定位，局部采用物理或化学的方法直接杀灭肿瘤组织的一类治疗手段。消融手段主要包括射频消融和冷冻消融。

（1）消融治疗适应证

① T1a 期中高龄或伴有合并症者。

② 复发或Ⅳ期中不可切除者，在系统治疗基础上可联合寡转移灶消融术。

③ 不接受或不耐受外科手术者。

④ 需尽可能保留肾单位者。

⑤ 肾功能不全者。

⑥ 存在全身麻醉禁忌者。

（2）消融治疗禁忌证

① 无法纠正的凝血功能障碍。

② 严重感染。

③ 外周血白细胞和血小板显著减少（非绝对禁忌，如脾功能亢进者）：白细胞＜3.0×10^9/L，血小板＜50×10^9/L。

（三）药物治疗

对于晚期肾癌，分子靶向药物与免疫联合治疗可显著提高晚期病人的肿瘤控制率，延长总体生存期。常用的分子靶向治疗药物有：索拉非尼、舒尼替尼、阿昔替尼等酪氨酸激酶抑制剂（TKI），依维莫司、替西罗莫司等哺乳动物雷帕霉素靶蛋白（mTOR）抑制剂。免疫治疗药物包括免疫检查点抑制剂纳武利尤单抗、帕博利珠单抗及伊匹木单抗等。

第三节 膀胱癌

膀胱癌是泌尿系统最常见的恶性肿瘤之一。各年龄段均可发病，高发年龄 50～70 岁，男性发病率为女性的 3～4 倍。

一、病因

引起膀胱癌的病因尚未完全明了。

吸烟和长期接触工业化学产品是两大外在致病危险因素，吸烟可使膀胱癌发病风险增加 2～3 倍，现已肯定主要致癌物质是联苯胺、β-萘胺、4-氨基双联苯等。

膀胱内长期慢性炎症刺激（细菌、血吸虫、人乳头状瘤病毒感染等）、长期异物刺激（留置导尿管、结石）与膀胱鳞状细胞癌和腺癌关系密切。

应用环磷酰胺、吡格列酮、含马兜铃酸的药物、染发以及盆腔放射治疗等，均可成为膀胱癌的诱因。

二、病理

膀胱癌包括尿路上皮（移行细胞）癌、鳞状细胞癌和腺细胞癌、脐尿管癌、苗勒氏管恶性肿瘤、神经内分泌肿瘤（如小细胞癌）、间叶性肿瘤、混合型癌、肉瘤样癌及转移性癌等。其中，膀胱尿路上皮癌最为常见，占膀胱癌的90%以上。

WH01973分级系统根据癌细胞分化程度分为高分化（G1）、中分化（G2）和低分化（G3）三个级别。

WHO2004/2016年分级标准将尿路上皮肿瘤分为低度恶性潜能乳头状尿路上皮肿瘤（PUNLMP）、低级别（LG）尿路上皮癌和高级别（HG）尿路上皮癌。

2019年膀胱癌分子分型协作组MIBC分子分型，分为六种类型：管腔乳头型（24%）、管腔非特异型（8%）、管腔不稳定型（15%）、基质富集型（15%）、基底/鳞状细胞癌型（35%）及神经内分泌型（3%）。

三、临床表现

血尿是膀胱癌患者最常见的临床表现，80%～90%的患者以间歇性、无痛性全程肉眼血尿为首发症状。尿色可呈淡红色或深褐色不等，多为洗肉水色，可形成血凝块。部分患者为初始血尿，提示为膀胱颈部病变；终末血尿，提示病变位于膀胱三角区、膀胱颈部或后尿道。

约有10%的膀胱癌患者伴有膀胱刺激征，表现为尿频、尿急、尿痛。提示患者可能存在原位癌、肌层浸润性尿路上皮癌、鳞状细胞癌或腺癌等。

四、辅助检查

1. 实验室检查

（1）尿常规　尿血细胞阳性，镜下血尿。

（2）尿细胞学检查　尿细胞学检查是膀胱癌诊断和术后随访的

重要方法之一，尿液中检测出癌细胞是肾盂癌、输尿管癌和膀胱癌定性诊断之一。尿脱落细胞学检查的敏感性为13%～75%，特异性为85%～100%。

(3) 尿液膀胱肿瘤标志物检查　目前有多种相对成熟的尿液膀胱肿瘤标志物检查技术，包括核基质蛋白22（NMP22）、膀胱肿瘤抗原相关（BTAstat及BTAtrak）、免疫-细胞检查、纤维蛋白原降解产物和尿荧光原位杂交（FISH）等。

2. 影像学检查

(1) 超声检查　超声检查是诊断膀胱癌最常用、最基本的检查项目。可同时检查肾脏、输尿管、前列腺、盆腔和腹膜后淋巴结及其他脏器情况。经腹超声检查诊断膀胱癌的敏感性为63%～98%，特异性为99%。超声可发现直径＞0.5cm的肿瘤，可发现膀胱壁有异常的局限性突起，不随体位移动；或膀胱壁表面不规整，膀胱壁层次结构中断消失；或强回声或混合回声结节或肿块，呈乳头状或菜花状，有蒂或无蒂。

(2) CT检查　CT检查（平扫＋增强扫描）在诊断和评估膀胱肿瘤浸润范围方面有价值，可以发现较小肿瘤（1～5mm）。若膀胱镜检查显示肿瘤为宽基无蒂、恶性度高、有肌层浸润的可能时建议CT检查以判断肿瘤浸润范围、是否邻近脏器侵犯或远处转移。CT检查图像表现为膀胱壁局部增厚或向腔内突出的肿块。肿块形态多种多样，常表现为乳头状、菜花状和不规则形。

(3) 膀胱镜检查及活检　膀胱镜检查和活检是诊断膀胱癌最可靠的方法。膀胱镜检查可以明确膀胱肿瘤的数目、大小、形态（乳头状或广基的）、部位、生长方式及周围膀胱黏膜的异常情况，可以对肿瘤和可疑病变进行活检以明确病理类型。原位癌（Tis）局部黏膜呈淡红色绒毛样改变，与充血的黏膜相似。低级别乳头状癌多呈浅红色，蒂细长，肿瘤有绒毛状分支。高级别浸润性癌呈深红色或褐色的团块状结节，基底部较宽，可有坏死或钙化。

五、分期

2017 年 AJCC 膀胱癌 TNM 分期（第 8 版）如下。

1. 原发肿瘤（T）

Tx：不能评估原发肿瘤。

T0：无原发肿瘤证据。

Ta：非浸润性乳头状癌。

Tis：原位癌（“扁平肿瘤”）。

T1：肿瘤侵及上皮下结缔组织。

T2：肿瘤侵犯肌层。

T2a：肿瘤侵及浅肌层（内侧 1/2）。

T2b：肿瘤侵及深肌层（外侧 1/2）。

T3：肿瘤侵及膀胱周围组织。

T3a：显微镜下可见肿瘤侵及膀胱周围组织。

T3b：肉眼可见肿瘤侵及膀胱周围组织（膀胱外肿块）。

T4：肿瘤侵及以下任何一器官或组织：前列腺、精囊、子宫、阴道、盆壁、腹壁。

T4a：肿瘤侵及前列腺、精囊、子宫或阴道。

T4b：肿瘤侵犯盆壁或腹壁。

2. N（区域性淋巴结）

Nx：区域性淋巴结无法评估。

N0：无区域淋巴结转移。

N1：真骨盆腔单个淋巴结转移（闭孔、髂内、髂外及骶前淋巴结）。

N2：真骨盆腔多个淋巴结转移（闭孔、髂内、髂外及骶骨前淋巴结）。

N3：髂总淋巴结转移。

3. M（远处转移）

Mx：无法评估远处转移。

M0：无远处转移。

M1：有远处转移。

M1a：非区域淋巴结。

M1b：其他部位远处转移。

4. 分期

0a：Ta N0 M0。

0is 期：Tis N0 M0。

Ⅰ期：T1 N0 M0。

Ⅱ期：T2a N0 M0、T2b N0 M0。

ⅢA 期：T3a N0 M0、T3b N0 M0、T4a N0 M0、T1～T4a N1 M0。

ⅢB 期：T1～T4a N2～3 M0。

ⅣA 期：T4b 任何 N M0、任何 T 任何 N M1a。

ⅣB 期：任何 T 任何 N M1b。

六、诊断

依据患者病史、症状及体征，结合实验室检查、影像学检查、尿细胞学及尿肿瘤标志物检查、膀胱镜检查进行临床诊断。膀胱镜是最重要的检查方法，膀胱镜下活检病理学检查是诊断膀胱癌的金标准。

七、鉴别诊断

上膀胱癌引起的血尿需要与泌尿系统结石、炎症、结核、畸形、外伤、前列腺增生、肾小球疾病等相鉴别。

1. 脐尿管癌

通过膀胱镜检查及活检病理检查以及盆腔影像学检查进行鉴别诊断。膀胱镜下可见膀胱顶部广基肿物，表面黏膜完整或破溃。影像学检查提示肿瘤的主体位于膀胱壁外侧。

2. 前列腺癌侵犯膀胱或前列腺增生

患者多有排尿困难症状，超声检查、MRI 或 CT 扫描时可能误认为膀胱三角区肿瘤。血清前列腺特异性抗原、直肠指诊、MRI

检查有助于鉴别诊断，膀胱镜检查能明确肿瘤来源。

3. 盆腔其他脏器肿瘤侵犯膀胱

常见包括宫颈癌、结直肠癌侵犯膀胱。患者有原发疾病症状或体征。依靠病史、影像学检查或肠镜检查等鉴别。

4. 腺性膀胱炎

患者多以尿频、尿急或无痛性血尿就诊，影像学检查显示膀胱近颈部可见大片肿物。膀胱镜：病变主要位于三角区及膀胱颈部，输尿管管口看不清。病变形态呈多样性、多中心性，常呈滤泡样、乳头样、分叶状，肿物近透明状，内无血管；需活检明确病理。

5. 内翻性乳头状瘤

多为三角区及其周边的单发肿瘤，多有细长蒂，表面黏膜光整。

八、治疗

根据膀胱癌的分期、病理类型及患者状态选择不同的治疗方案。

（一）非肌层浸润性膀胱癌（NMIBC）

1. 非肌层浸润性膀胱癌（NMIBC）定义

非肌层浸润性膀胱癌（NMIBC）是指局限于膀胱黏膜层（Ta）及固有层（T1），肌层未见浸润的膀胱恶性肿瘤，包括 Ta、T1、Tis 期。NMIBC 约占膀胱癌的 75%，其中 Ta 占 70%、T1 占 20%、Tis 占 10%。

2. NMIBC 患者危险度分组

（1）低危 NMIBC　原发、单发、TaG1（低级别尿路上皮癌、PUNLMP）、直径≤3cm、无 Tis（必须同时具备上述条件）。

（2）中危 NMIBC　所有不包括在低危和高危分类中的 NMIBC 患者。

（3）高危 NMIBC　符合任何 1 项：G3（或高级别尿路上皮癌）、T1 期肿瘤、Tis；同时满足：多发、复发和直径＞3cm 的 TaG1G2（或低级别尿路上皮癌）。

(4) 极高危 NMIBC 符合以下任何 1 项。

① T1G3(高级别尿路上皮癌)伴发膀胱 Tis 多发、大的、复发的 T1G3(高级别尿路上皮癌)。

② T1G3(高级别尿路上皮癌)并发前列腺部尿道 Tis 或受侵犯。

③ 尿路上皮癌伴不良组织病理亚型。

④ 卡介苗膀胱灌注治疗失败的 NMIBC。

⑤ 淋巴血管侵犯。

3. 手术方式

多采用经尿道膀胱肿瘤切除术(TURBT),TURBT 可采用电刀或激光进行,应将肿瘤完全切除直至正常的膀胱壁肌层。

4. 术后辅助性膀胱灌注治疗

推荐所有 NMIBC 患者进行术后辅助性膀胱灌注治疗,包括膀胱灌注化疗和膀胱灌注免疫治疗。

(1) 膀胱灌注化疗

① 灌注治疗的时机:为预防肿瘤细胞种植,所有 NMIBC 患者均推荐行术后即刻膀胱灌注化疗,应在术后 24 小时内尽早完成灌注化疗(最理想是术后 6 小时内完成灌注)。中危及高危 NMIBC 患者术后即刻灌注化疗后需要维持灌注化疗或 BCG 灌注治疗以降低肿瘤复发率。

② 膀胱灌注方案:早期诱导灌注,术后 4~8 周,每周 1 次膀胱灌注;之后维持灌注,每月 1 次,维持 6~12 个月。低危 NMIBC 患者术后即刻膀胱灌注后,不推荐维持膀胱灌注治疗。中危 NMIBC 患者术后即刻膀胱灌注后,继续膀胱灌注化疗,每周 1 次,共 8 周,随后每月 1 次,共 10 个月。

③ 灌注化疗的药物:丝裂霉素(剂量为每次 20~60mg)、吉西他滨(剂量为每次 1000mg)、吡柔比星(剂量为每次 30~50mg)、表柔比星(剂量为每次 50~80mg)、多柔比星(剂量为每次 30~50mg)、羟基喜树碱(剂量为每次 10~20mg)等。

(2) 膀胱灌注免疫治疗 卡介苗(BCG)是最有效的膀胱内免

疫治疗制剂，疗效优于膀胱灌注化疗药物，一般在术后 2 周使用。

① BCG 膀胱灌注适应证：包括中危、高危 NMIBC 和膀胱原位癌，而低危非肌层浸润性膀胱不推荐 BCG 灌注治疗。

② 开始灌注时间：禁止术后即刻灌注，通常在术后至少 2～4 周后开始膀胱腔内 BCG 灌注。

③ 灌注方案及剂量：BCG 灌注治疗一般采用 60～120mg BCG 溶于 50～60mL 生理盐水中膀胱灌注，每次保留 2 小时，国产 BCG 推荐全量剂量为 120mg。1 次/周，连续 6 周的诱导灌注后，维持 BCG 灌注 1～3 年（至少 1 年）。分别在第 3 个月、6 个月、12 个月、18 个月、24 个月、36 个月时进行维持灌注，每周 1 次共 3 次（第 1 年共 15 次），以保持和强化 BCG 的疗效。全剂量 BCG 灌注比 1/3 剂量 BCG 维持灌注效果更好。高危膀胱癌患者，推荐采用 3 年的 BCG 膀胱灌注维持治疗，能有效地防止复发，中危患者推荐 BCG 维持灌注 1 年。

（二）肌层浸润性膀胱癌（MIBC）

治疗原则：新辅助化疗联合根治性全膀胱切除术是 MIBC 患者的标准治疗方案。局部进展期 MIBC 患者以全身系统治疗联合局部治疗以提高疗效。转移性 MIBC 患者以全身系统治疗联合支持治疗为主。

对于无远处转移、局部可切除的肌层浸润性膀胱癌（T2～4aN0～xM0），新辅助化疗联合根治性膀胱切除和盆腔淋巴结清扫术是目前的标准治疗方式，必要时行术后辅助治疗如化疗、放疗或免疫治疗。

常用的新辅助化疗方案如下。

（1）吉西他滨联合顺铂（GC 方案）

给药方案一：吉西他滨 1000mg/m^2 第 1、8 天静脉滴注，顺铂 70mg/m^2 第 2 天静脉滴注，每 21 天为 1 个周期。

给药方案二：吉西他滨 1000mg/m^2 第 1、8 静脉滴注，顺铂 70mg/m^2 第 1 或第 2 天静脉滴注，每 28 天为 1 个周期。

一般新辅助化疗 4 个周期，21 天或 28 天为一周期均可接受。

其中21天方案时间短，剂量依从性可能更好。

（2）ddMVAC联合生长因子　推荐用法：甲氨蝶呤30mg/m^2、长春新碱3mg/m^2、多柔比星30mg/m^2、顺铂70mg/m^2，第1天静脉滴注，每2周重复，3～4个周期。要求水化，化疗期间常规预防性应用粒细胞集落刺激因子（G-CSF）。

（3）CMV方案（顺铂、甲氨蝶呤和长春碱）　CMV可用于一线方案新辅助化疗。甲氨蝶呤30mg/m^2、长春碱4mg/m^2，第1、8天静脉滴注，顺铂100mg/m^2第2天静脉滴注，每3周为1个周期。

第四节　良性前列腺增生

良性前列腺增生（BPH）是引起中老年男性排尿障碍的一种良性疾病。BPH的发病率随年龄的增大而增加。男性在40岁以后前列腺可有不同程度增生，多在50岁以后出现临床症状。

一、病理

BPH主要发生于前列腺尿道周围移行带，增生组织呈多发结节，并逐渐增大。增生腺体突向后尿道，使前列腺部尿道伸长、弯曲、受压变窄，尿道阻力增加，引起排尿困难。

二、临床表现

主要表现包括储尿期症状、排尿期症状及排尿后症状。

1. 储尿期症状

包括尿频、尿急、尿失禁及夜尿增多等，尿频是BPH最常见的早期症状，夜间更为明显。

2. 排尿期症状

包括排尿踌躇、排尿困难及排尿中断等；排尿困难是BPH最重要的症状，病情发展缓慢。典型表现是排尿迟缓、中断、尿流细而无力、射程短、终末滴沥、排尿时间延长。

3. 排尿后症状

包括尿不尽、尿后滴沥等。

三、辅助检查

1. 超声检查

经腹超声检查时膀胱需要充盈，扫描可清晰显示前列腺体积大小（计算公式为：0.52×前后径×左右径×上下径）、形态及增生腺体是否突入膀胱，了解有无膀胱结石以及上尿路继发积水等病变。

2. 尿流率检查

建议膀胱尿量在150～400mL时进行检查。最大尿流率<15mL/s表示排尿不畅；最大尿流率<10mL/s则表示梗阻较为严重。

四、治疗

1. 观察等待

若病人症状轻微，不影响生活质量，也没有相关并发症，一般不需治疗，可选择先观察等待。但是需要密切随访，随着年龄增长以及前列腺体积的增大，部分病人症状加重并影响生活质量，应开始治疗。

2. 药物治疗

（1）α_1受体拮抗剂　有特拉唑嗪、阿夫唑嗪、多沙唑嗪及坦索罗辛萘哌地尔等，对症状较轻、BPH体积较小的病人有良好的疗效。该类药起效快且疗效显著，数小时至数天即可改善症状。

（2）5α还原酶抑制剂　有非那雄胺、依立雄胺等，起效相对较慢，一般在服药3个月左右见效，停药后症状易复发，需长期服药，对体积较大的前列腺效果较明显，与α受体拮抗剂联合治疗效果更佳。

3. 手术治疗

（1）适应证　建议用于药物治疗无效、症状严重影响生活质量的患者，或存在并发症如反复尿潴留、反复泌尿系感染、膀胱结石、继发性上尿路积水等。

（2）手术方法

① 经尿道前列腺切除术（TURP）：适用于前列腺体积在80mL以下的BPH患者。

② 经尿道前列腺切开术（TUIP）：适用于前列腺体积小于30mL，无中叶增生的患者。

③ 开放性前列腺摘除术：主要适用于前列腺体积大于80mL的患者，尤其是合并膀胱结石或膀胱憩室者。

④ 经尿道前列腺激光切除/汽化/剜除术：近年来，经尿道激光手术已成为BPH重要的治疗方式。包括钬激光前列腺剜除术（HoLEP）、绿激光前列腺汽化术（PVP）、铥激光前列腺剜除术等。

⑤ 经尿道双极等离子前列腺剜除手术：包括经尿道双极等离子前列腺剜除术（TUEP）、经尿道前列腺汽化剜切术（TVERP）和经尿道前列腺汽化剜除术（TVEP）等。

第五节　前列腺癌

前列腺癌是男性泌尿生殖系统最常见的恶性肿瘤之一。酒精摄入量过多是前列腺癌的高危因素。高发年龄为65～80岁。

一、病理

前列腺癌主要好发于前列腺外周带，约占70%，85%前列腺癌呈多灶性生长特点。前列腺癌病理类型包括腺癌（腺泡腺癌）、导管内癌、导管腺癌、尿路上皮癌、鳞状细胞癌、基底细胞癌以及神经内分泌肿瘤等。

新版WHO提出的前列腺癌分级分组系统根据格利森总评分和疾病危险度的不同将前列腺癌分为5个不同的组别。

ISUP1级：格利森评分≤6，仅由单个分离的、形态完好的腺体组成。

ISUP2 级：格利森评分 3＋4＝7，主要由形态完好的腺体组成，伴有较少的形态发育不良腺体/融合腺体/筛状腺体组成。

ISUP3 级：格利森评分 4＋3＝7，主要由发育不良的腺体/融合腺体/筛状腺体组成，伴少量形态完好的腺体。

ISUP4 级：格利森评分 4＋4＝8、3＋5＝8、5＋3＝8，仅由发育不良的腺体/融合腺体/筛状腺体组成；或者以形态完好的腺体为主伴少量缺乏腺体分化的成分组成；或者以缺少腺体分化的成分为主伴少量形态完好的腺体组成。

ISUP5 级：格利森评分 9～10，缺乏腺体形成结构（或伴坏死），伴或不伴腺体形态发育不良/融合腺体/筛状腺体。

二、临床表现

（1）早期前列腺癌多数无明显临床症状，随着肿瘤生长，前列腺癌可表现为下尿路梗阻症状，如尿频、尿急、排尿困难，甚至尿潴留或尿失禁等。

（2）肿瘤侵犯尿道或膀胱颈可出现肉眼血尿。

（3）晚期前列腺癌的症状包括贫血、衰弱、下肢水肿、排便困难等。

（4）前列腺癌直肠指检的典型表现是可触及前列腺坚硬结节，边界欠清，无压痛。

三、辅助检查

推荐对于 50 岁以上，或者是有前列腺癌家族史的 45 岁以上男性，在充分告知筛查风险的前提下，进行以 PSA 检测为基础的前列腺癌筛查。

1. 实验室检查

前列腺特异性抗原（PSA）是前列腺癌重要的血清标志物，血清总 PSA＞4ng/mL 为异常，初次 PSA 异常者需要复查。

2. MRI

MRI 检查是诊断前列腺癌及明确临床分期的最主要方法之一。

主要依靠 T2 加权像和强化特征，前列腺癌的特征性表现是前列腺外周带 T2 加权像中有低信号病变，与正常高信号的外周带有明显差异。

3. 穿刺活检

是病理确诊前列腺癌的主要方法，多在经直肠超声的引导下进行。前列腺穿刺指征包括：①DRE 发现前列腺可疑结节，任何 PSA 值；②经直肠超声或 MRI 发现可疑病灶，任何 PSA 值；③PSA＞10ng/mL；④PSA 4～10ng/mL，游离 PSA/总 PSA 比值可疑或 PSA 密度值可疑。

四、分期

列腺癌 TNM 分期（AJCC，2017 年）如下。

1. T（原发肿瘤）

Tx：原发肿瘤不能评价。

T0：无原发肿瘤证据。

T1：不能被扪及和影像学难以发现的临床隐匿肿瘤。

T1a：偶发肿瘤，体积小于或等于所切除组织体积的 5%。

T1b：偶发肿瘤，体积大于所切除组织体积的 5%。

T1c：不可扪及，仅穿刺活检发现的肿瘤（如由于 PSA 升高）。

T2：肿瘤可触及，仅局限于前列腺内。

T2a：肿瘤限于单叶的 1/2（≤1/2）。

T2b：肿瘤超过单叶的 1/2 但限于该单叶。

T2c：肿瘤侵犯两叶。

T3：肿瘤突破前列腺包膜。

T3a：肿瘤侵犯包膜外（单侧或双侧）。

T3b：肿瘤侵犯精囊。

T4：肿瘤固定或侵犯除精囊外的其他邻近组织结构，如膀胱颈、尿道外括约肌、直肠、肛提肌和（或）盆壁。

2. N（区域淋巴结）

Nx：区域淋巴结不能评价。

N0：无区域淋巴结转移。

N1：区域淋巴结转移。

3. M（远处转移）

M0：无远处转移。

M1：远处转移。

M1a：有区域淋巴结以外的淋巴结转移。

M1b：骨转移。

M1c：其他器官组织转移，伴或不伴骨转移。

五、风险分组

1. 欧洲泌尿外科学会的局部或局部晚期前列腺癌风险分级系统

该系统主要是基于接受了根治性前列腺切除或者外放疗治疗后的患者出现生化复发的危险度。

低危组：PSA＜10ng/mL，并且格利森评分＜7（ISUP1 级），并且临床分期 cT1～T2a。

中危组：PSA 10～20ng/mL，或者格利森评分 7 分（ISUP2/3 级），或者 cT2b。

高危组：PSA＞20ng/mL，或者格利森评分＞7 分（ISUP4/5 级），或者 cT2c。

高危局部晚期：任何 PSA，任何格利森评分，cT3～T4，或临床诊断淋巴结转移。

2. 美国国家综合癌症网络前列腺癌指南中的危险度分级标准

该标准的目的是通过更加细致的患者分层，进行不同的治疗方案选择。

极低危：T1c，格利森评分≤6/格利森 1 级，PSA＜10ng/mL，前列腺活检阳性针数少于 3 个，每针癌灶≤50%，PSA 密度＜0.15ng/(mL·g)。

低危：T1～T2a，格利森评分≤6/格利森 1 级，PSA＜10ng/mL。

中度偏好：T2b～T2c，或格利森评分 3＋4＝7/格利森 2 级，或 PSA10～20ng/mL 但是前列腺活检阳性针数少于 50%。

中度偏差：T2b～T2c，或格利森评分 3+4=7/格利森 2 级，或格利森评分 4+3=7/格利森 3 级，或 PSA10～20ng/mL。

高危：T3a，或格利森评分 8/格利森 4 级，或格利森评分 9～10/格利森 5 级，或 PSA>20ng/mL。

极高危：T3b～T4，或主要分级区格利森 5 级，或穿刺活检有 4 针以上格利森评分 8～10/格利森 4 级或 5 级。

六、治疗

（一）观察等待与主动监测

观察等待包括前列腺癌病程监测，以期在症状出现、检查结果改变或 PSA 提示即将出现症状时能及时提供姑息治疗。

主动监测包括对疾病进程的主动动态监测，以期在发现肿瘤进展时能及时采取以根治为目的的干预措施。

主动监测的患者入选标准包括：预期寿命 10 年以上，肿瘤分期 cT1 或 cT2，PSA≤10ng/mL，活检格利森评分≤6，阳性针数≤2 个，每个穿刺标本中肿瘤所占比例≤50%。

随访过程中要进行直肠指检（DRE）至少每年 1 次，查 PSA 至少每半年 1 次，mpMRI 以及重复穿刺（至少每 3～5 年 1 次）等检查。

当重复活检后的病理发生变化时，如格利森评分、阳性针数或者肿瘤所占体积，以及 T 分期进展，则应将主动监测调整为积极治疗。

（二）手术治疗

根治性前列腺切除术是治疗器官局限性和部分局部进展期前列腺癌最有效的方法之一，手术完整切除前列腺和精囊，并根据病人危险分层和淋巴结转移情况决定是否行淋巴结清扫术。

低危前列腺癌：病理盆腔淋巴结阳性率小于 5%，手术中不建议常规进行盆腔淋巴结清扫术。

中危前列腺癌：淋巴结阳性的比率在3.7%～20.1%。如果评估淋巴结阳性风险超过5%，在根治性前列腺切除术的同时应进行扩大淋巴结清扫，其他情况可以不做。

高危前列腺癌：盆腔淋巴结阳性的可能性为15%～40%，对于所有这类患者，根治性手术同时都应同时实行扩大淋巴结清扫术。

（三）外放射治疗

根治性外放射治疗（EBRT）具有疗效好、适应证广、并发症及不良反应小等优点。对于低危前列腺癌患者能达到与根治性手术治疗相似的疗效。根据放疗治疗目的不同，EBRT分为三类：作为局限性和局部进展期前列腺癌患者的根治性治疗手段之一的根治性放疗；术后辅助放疗和术后挽救性放疗；以减轻症状、提高生活质量为主的转移性癌的姑息性放疗。

根治性EBRT的适应证如下。

1. 局限性前列腺癌

低危患者（T1～2a，格利森评分2～6分、PSA＜10ng/mL），EBRT和根治性前列腺切除术均为首选方法，高龄患者首选根治性EBRT。中危患者（T2b或格利森评分7分或PSA10～20ng/mL），放疗和手术均为首选方法，高龄患者建议首选根治性EBRT，可选择联合短程新辅助/同期/辅助内分泌治疗（4～6个月）。高危患者（≥T2c或格利森评分≥8分或PSA＞20ng/mL），EBRT联合长程新辅助/同期/辅助内分泌治疗（2～3年），但部分患者仍可选择手术治疗。

2. 局部进展期前列腺癌（T3～4N0M0）

根治性EBRT联合长程新辅助/同期/辅助内分泌治疗（2～3年）。手术、放疗以及内分泌治疗等治疗方法是局部进展期前列腺癌综合治疗的不同手段，需根据患者病情做出选择。

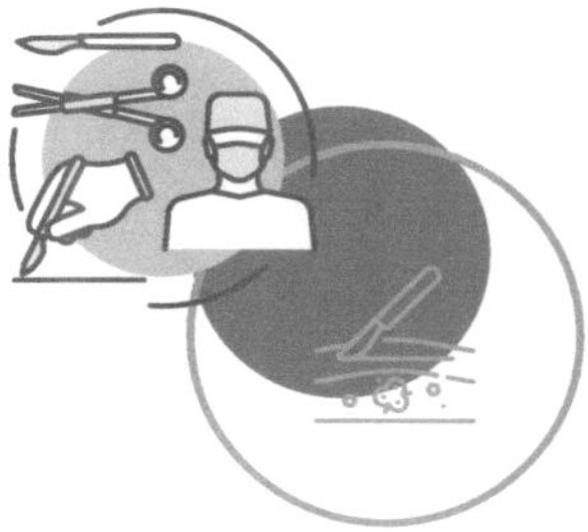

·第十二章·

骨关节疾病

第一节　运动系统慢性损伤

一、滑囊炎

滑囊为结缔组织扁囊。囊壁分为两层，外层为薄而致密的纤维结缔组织，内层为滑膜内皮细胞，有分泌滑液的作用，平时囊内有少量滑液。滑囊多存在于大关节附近。临床上以中老年女性坐骨结节滑囊炎和趾滑囊炎多见。

1. 损伤病因和机制

滑囊炎好发于骨结构突出的部位，长期、反复、集中和力量稍大的摩擦与压迫是产生滑囊炎的主要原因。如瘦弱老妇久坐硬凳所致坐骨结节滑囊炎，跪位工作者的髌前滑囊炎，长期穿尖而窄的皮鞋所致趾滑囊炎等。

2. 临床表现和诊断

无明显原因在关节或骨突出部逐渐出现一圆形或椭圆形肿物，缓慢长大伴压痛。局部肿物表浅者可触及清晰的边界，有波动感。

3. 治疗

（1）避免继续摩擦和压迫，关节予以适当制动并辅以物理治疗后多数可消退。

（2）对于没有相对禁忌证的病人，主张开始治疗时使用NSAID。NSAID可与局部注射联用，当禁用局部注射时NSAID也可单独使用。

（3）经穿刺抽出囊内积液，然后注入醋酸泼尼松龙，加压包扎，有时可治愈。

（4）对非手术治疗无效者可考虑做滑囊切除术，但有复发可能。

二、狭窄性腱鞘炎

狭窄性腱鞘炎是指腱鞘因机械性摩擦而发生的慢性无菌性炎症改变。手与腕部狭窄性腱鞘炎是最常见的腱鞘炎。在手指常发生屈肌腱鞘炎，又称弹响指或扳机指；在拇指发生拇长屈肌腱鞘炎，又称弹响拇；在腕部为拇长展肌和拇短伸肌腱鞘炎，又称桡骨茎突狭窄性腱鞘炎。

1. 病因

手指长期快速活动，如织毛衣、管弦乐的练习或演奏等；手指长期用力活动，如洗衣、写字、打字或其他电脑操作等慢性劳损是主要病因。

2. 临床表现

（1）弹响指和弹响拇　起病缓慢。初时，晨起患指发僵、疼痛，缓慢活动后即消失。随病程延长逐渐出现弹响伴明显疼痛，严重者患指屈曲，不敢活动。发病的频度依次为中指、环指、示指、拇指、小指。体检时可在远侧掌横纹处触及黄豆大小的痛性结节，屈伸患指该结节随屈肌腱上下移动，或出现弹拨现象。

（2）桡骨茎突狭窄性腱鞘炎　腕关节桡侧疼痛，逐渐加重，无力提物。在桡骨茎突表面或其远侧有局限性压痛，有时可触及痛性结节。握拳尺偏腕关节时，桡骨茎突处出现疼痛，称为Finkelstein试验阳性。

3. 治疗

（1）初始治疗可使用保守疗法。调整手部活动、夹板固定和

（或）短期使用NSAID。对于保守治疗后症状未能改善的，行局部糖皮质激素注射。

（2）非手术治疗无效时可考虑行狭窄腱鞘切开减压术。

三、腱鞘囊肿

临床上将手、足小关节处的滑液囊疝和发生在肌腱的腱鞘囊肿统称为腱鞘囊肿。本病以女性和青少年多见。腕背、桡侧腕屈肌腱及足背发病率最高，手指掌指关节及近侧指间关节处也常见。

1. 病因

慢性损伤使滑膜腔内滑液增多而形成囊性疝，或结缔组织黏液退行性变可能是发病的重要原因。

2. 临床表现

关节部位出现一缓慢长大的肿物，肿物较小时无症状，长大到一定程度后活动关节时有酸胀感。

肿物为圆形或椭圆形，表面光滑，不与皮肤粘连，扪之如硬橡皮样实质感。

用粗针头穿刺可抽出透明胶冻状物。

3. 治疗

（1）非手术治疗　囊内容物排出后，在囊内注入醋酸泼尼松龙0.5mL，然后加压包扎，使囊腔粘连而消失。

（2）手术治疗　多次复发者可手术切除。术中应完整切除囊肿，勿残留囊壁。

四、肱骨外上髁炎

肱骨外上髁炎是伸肌总腱起点处的一种慢性损伤性炎症，又称“网球肘”。

1. 损伤原因和机制

在前臂过度旋前或旋后位，被动牵拉伸肌（握拳、屈腕）和主动收缩伸肌（伸腕）将对肱骨外上髁处的伸肌总腱起点产生较大张力，如长期反复进行这种动作即可引起该处的慢性损伤。

2. 临床表现

肘关节外侧痛，在用力握拳、伸腕时疼痛加重以致不能持物。严重者拧毛巾、扫地等生活动作均感困难。

在肱骨外上髁、桡骨头及二者之间有局限性、极敏锐的压痛。

前臂伸肌牵拉试验（Mills 征）阳性：伸肘，握拳，屈腕，然后前臂旋前，此时肘外侧出现疼痛为阳性。

3. 治疗

（1）限制以用力握拳、伸腕为主要动作的腕关节活动。

（2）在压痛点注射醋酸泼尼松龙或复方倍他米松注射液 1mL 和 2%利多卡因 1～2mL 的混合液。

（3）非手术治疗效果不佳者，可施行伸肌总腱起点剥离松解术或卡压神经血管束切除术。

五、粘连性肩关节囊炎

粘连性肩关节囊炎又称肩周炎、冻结肩、五十肩等。本病多为中老年患病，女性多于男性，左侧多于右侧，亦可两侧先后发病。本病有自限性，一般在 6～24 个月可自愈，但部分不能恢复到正常功能水平。

1. 病因

（1）大多发生在 50 岁左右，软组织退行性变，对各种外力的承受能力减弱。

（2）长期过度活动、姿势不良等产生的慢性损伤是激发因素。

（3）上肢外伤后肩部固定过久，肩周组织继发萎缩、粘连。

（4）肩部急性挫伤、牵拉伤后治疗不当。

2. 临床表现

逐渐出现肩部某一处局限性疼痛，与动作、姿势有明显关系。随着病程延长，疼痛范围扩大，同时伴肩关节活动受限，以外旋外展和内旋后伸最重，严重时患肢不能梳头和反手触摸背部。

3. 治疗

（1）早期给予理疗、针灸、适度的推拿按摩，可改善症状。

（2）痛点局限时，可局部注射醋酸泼尼松龙，能明显缓解疼痛。

（3）疼痛持续、夜间难以入睡时，可短期服用非甾体抗炎药。

（4）无论病程长短、症状轻重，均应每日进行肩关节的主动活动，活动以不引起剧痛为限。

（5）对症状持续且重者，以上治疗无效时，在麻醉下采用手法或关节镜下松解粘连，然后注入类固醇或透明质酸钠，可取得满意疗效。

第二节 腰椎间盘突出症

腰椎间盘突出为形态学或影像学定义，指髓核、纤维环或终板组织超越了相邻椎体边缘造成的椎间盘局部外形异常。腰椎间盘突出症是在腰椎间盘突出的病理基础上，由突出的椎间盘组织刺激和（或）压迫神经根、马尾神经所导致的临床综合征。积累性损伤是椎间盘退变的主要原因，椎间盘退变是腰椎间盘突出的根本原因。大部分证据表明突出的椎间盘随时间推移通常会出现不同程度的萎缩，患者的临床症状可得到改善。

一、分型

（1）膨出型　纤维环有部分破裂，但表层完整，此时髓核因压力向椎管内局限性隆起，但表面光滑。这一类型经保守治疗大多可缓解或治愈。

（2）突出型　纤维环完全破裂，髓核突向椎管，但后纵韧带仍然完整。此型有的需手术治疗。

（3）脱出型　髓核穿破后纵韧带，形同菜花状，但其根部仍然在椎间隙内。需手术治疗。

（4）游离型　大块髓核组织穿破纤维环和后纵韧带，完全突入椎管，与原椎间盘脱离。需手术治疗。

（5）Schmorl结节及经骨突出型　前者指髓核经上、下软骨板的发育性或后天性裂隙突入椎体松质骨内；后者是指髓核沿椎体软骨终板和椎体之间的血管通道向前纵韧带方向突出，形成椎体前缘的游离骨块。这两型临床上无神经症状，无需手术治疗。

二、临床表现

1. 症状

（1）放射性神经根性痛　坐骨神经痛为放射性，由臀部、大腿后外侧、小腿外侧至足跟部或足背。坐骨神经痛可因打喷嚏或咳嗽时腹压增加而加剧。

（2）受累神经根支配的肌肉无力和（或）神经支配区感觉异常　腰5神经根受累者，足趾背伸肌肌力下降，小腿外侧和足背的痛、触觉减退；骶1神经根受压时，足跖屈肌肌力减弱，外踝附近及足外侧的痛觉、触觉减退。

（3）可伴有急性或慢性腰背部疼痛，腰部活动受限或代偿性侧凸。

（4）马尾综合征　中央型腰椎间盘突出症可压迫马尾神经，出现大小便功能障碍和鞍区感觉异常。

2. 体征

（1）受累神经根支配的运动和（或）感觉障碍。

（2）腱反射减弱　踝反射减弱或消失表示骶1神经根受累；骶3～骶5马尾神经受压，则表现为肛门括约肌张力下降及肛门反射减弱或消失。

（3）神经牵拉试验阳性　主要包括股神经牵拉试验、直腿抬高试验、对侧直腿抬高试验、Lasègue征和对侧Lasègue征。

（4）腰椎局部压痛，腰部活动受限，椎旁肌紧张或痉挛。

（5）马尾综合征可出现会阴部感觉障碍，肛门括约肌无力及松弛。

三、辅助检查

（1）X线平片　通常作为常规检查。不能作为诊断腰椎间盘突出症的方法。

（2）CT　腰椎间盘突出症在CT上的表现有椎间盘后缘变形突出、硬脊膜囊受压变形、硬膜外脂肪移位、硬膜外间隙中软组织密度影及神经根鞘受压移位等。CT及三维重建方法可提高腰椎间盘突出症的检出率。

（3）MRI　MRI为腰椎间盘突出症首选的影像学检查手段，可评估椎间盘退变情况，更好地观察突出椎间盘与神经根的关系。

四、诊断

患者具有腰椎间盘突出症相应的病史、症状、体征及影像学表现，且影像学表现与神经定位检查结果相符，可诊断为腰椎间盘突出症。

五、鉴别诊断

（1）腰肌劳损　以无明显诱因的慢性疼痛为主要症状，腰痛为酸胀痛，休息后可缓解。在疼痛区有固定的压痛点。直腿抬高试验阴性，下肢无神经受累表现。

（2）第三腰椎横突综合征　主要表现为腰痛。检查见骶棘肌痉挛，第三腰椎横突尖压痛，无神经受累体征。

（3）梨状肌综合征　病人主要表现为臀部和下肢疼痛，症状的出现和加重常与活动有关，休息可明显缓解。查体可见臀肌萎缩、臀部深压痛及直腿抬高试验阳性，但神经定位体征多不明确。髋关节外展、外旋位抗阻力时，可诱发症状。

（4）腰椎管狭窄症　临床上以腰痛、马尾神经或腰神经根受压症状为主要表现，以神经源性间歇性跛行为主要特点。主诉症状多而阳性体征少。结合CT和MRI检查可明确诊断。

六、治疗

（一）非手术治疗

非手术治疗为不伴有显著神经损害的腰椎间盘突出症患者的首

选治疗方法。突出的椎间盘随时间推移通常会出现不同程度的萎缩，临床功能得到改善。非手术治疗的成功率为 80%～90%。一般推荐保守治疗的时间为 6～12 周。非手术治疗方法如下。

1. 卧床休息

一般严格卧床 3 周，戴腰围逐步下地活动；在症状缓解后鼓励其尽早恢复适度的正常活动，同时需注意日常活动姿势，避免扭转、屈曲及过度负重。

2. 药物治疗

非甾体抗炎药（NSAID）是治疗腰背痛的一线药物。NSAID 可缓解慢性腰痛并改善功能状态，但对坐骨神经痛的改善效果并不明确。

3. 运动疗法

运动疗法包括核心肌群肌力训练、方向特异性训练、腰痛学校等。

4. 腰椎牵引

腰椎牵引是治疗腰椎间盘突出症的传统手段，骨盆牵引最常用；牵引治疗应在康复科专业医生的指导下进行，避免大重量、长时间牵引。

5. 手法治疗

手法治疗可改善腰背部疼痛和功能状态。对没有手术指征的轻中度腰骶神经痛患者可改善腰椎间盘突出所致的根性症状。

（二）手术治疗

1. 手术适应证

① 腰椎间盘突出症病史超过 6～12 周，经系统保守治疗无效；或保守治疗过程中症状加重或反复发作。

② 腰椎间盘突出症疼痛剧烈，或患者处于强迫体位，影响工作或生活。

③ 腰椎间盘突出症出现单根神经麻痹或马尾神经麻痹，表现为肌肉瘫痪或出现直肠、膀胱症状。

2. 手术方式

有开放性手术、微创手术、腰椎融合术、腰椎人工椎间盘置换术。

第三节 股骨头坏死

股骨头坏死（ONFH）为股骨头血供中断或受损，使骨细胞及骨髓成分死亡，引起骨组织坏死及随后发生的修复共同导致股骨头结构改变及塌陷，引起髋关节疼痛及功能障碍的疾病，是骨科常见难治性疾病之一。股骨头坏死可分为创伤性和非创伤性两大类。

一、病因

创伤性股骨头坏死的主要致病因素包括股骨头颈骨折、髋臼骨折、髋关节脱位、髋部严重扭伤或挫伤。

非创伤性股骨头坏死的主要病因为皮质类固醇类药物应用、长期过量饮酒、减压病、血红蛋白病、自身免疫病和特发性疾病等。

吸烟、肥胖、放射治疗、妊娠等可增加股骨头坏死的风险。

二、临床表现

常有髋部外伤史、皮质类固醇类药物应用史、酗酒史及潜水员等职业史。

多以髋部、臀部或腹股沟区疼痛为主。

体征为腹股沟区深压痛，可放射至臀或膝部，“4”字试验阳性，髋关节活动受限，其中以内旋、屈曲、外旋活动受限最为明显。

三、辅助检查

1. X 线

髋关节正位和蛙式位是诊断股骨头坏死的 X 线基本体位，通常在早期表现为硬化、囊变及“新月征”，坏死区与正常区域之间往往可见硬化征象等；晚期股骨头因塌陷失去原有球面结构，以及呈现退行性关节炎表现。

2. CT

通常可见股骨头星芒征缺失，负重区骨小梁缺失、断裂，骨硬化带包绕囊变区或软骨下骨断裂，坏死骨与修复骨交错存在等征象。

3. MRI

MR检查对股骨头坏死具有较高的敏感性，是一种有效的早期无创诊断方法。大多表现为股骨头前上部异常信号：T1WI为条带状低信号；T2WI为低信号或内高、外低两条并行信号影，即双线征。

4. 放射性核素检查

股骨头急性期骨扫描（^{99m}Tc-MDP、^{99m}Tc-DPD等）坏死区为冷区；坏死修复期表现为热区中有冷区，即“面包圈样”改变。

四、临床分期

国际骨循环研究协会（ARCO）2019年制定的分期系统如下。

1期：X线平片正常，MRI有异常，带状低信号包绕坏死区，骨扫描可见一冷区。

2期：X线平片、MRI均有异常，X线片或CT可见骨硬化、局部骨质疏松或囊性变，但无证据显示软骨下骨折、坏死部分骨折或股骨头关节面变平。

3期：X线平片或CT可见软骨下骨折、坏死部分骨折和（或）股骨头关节面变平。根据股骨头塌陷程度分为3A（股骨头塌陷≤2mm）和3B（股骨头塌陷＞2mm）。

4期：X线平片可见髋关节骨关节炎伴关节间隙狭窄、髋臼改变及关节破坏。

五、治疗

1. 非手术治疗

（1）保护性负重　病变侧应严格避免负重，可拄拐、用助行器行走以减少股骨头承重，但不提倡使用轮椅。

（2）药物治疗 常使用抑制破骨细胞功能和促进成骨细胞功能的药物，如双膦酸盐类药物。也可选用抗凝、增加纤溶、扩张血管与降脂药物联合应用。

（3）中医药治疗 对高危易感人群（长期大剂量使用激素）应用活血化瘀、补肾健骨中药，有可能预防坏死发生；对早期髋部无痛患者，如塌陷风险较低，采用活血化瘀通络为主、辅以祛痰化湿、补肾健骨等中药。

（4）物理治疗 包括体外冲击波、电磁场、高压氧等治疗。

（5）制动与牵引 对大范围坏死（面积＞30%）患者，塌陷早期可使用制动与牵引。

2. 手术治疗

手术方式包括以保留患者自身股骨头为主的修复重建术和人工髋关节置换术两大类。保留股骨头的手术包括髓芯减压术、截骨术、带或不带血运的骨移植术等，适用于股骨头坏死早期（ARCO1 期）或中期（ARCO2～3B 期），且坏死体积在 15%以上者。

第四节 骨关节炎

骨关节炎（OA）是一种以关节软骨退行性变和继发性骨质增生为特征的慢性关节疾病。关节炎发病率高，是中老年人群中最常见的疼痛性疾病。年龄在 40 岁以上、女性、肥胖或超重、有关节创伤史的人群为高发人群。

一、病因

原发性骨关节炎的发病原因迄今尚未完全明了。一般认为是多种致病因素包括机械性因素和生物性因素共同作用所致。高危因素包括衰老、肥胖、炎症、性别、代谢等，女性发病率高于男性。

继发性骨关节炎多继发于创伤、感染、关节不稳定或先天性疾病等。

二、病理

最主要的病理变化包括关节软骨变性、磨损、缺失，软骨下骨硬化或囊性变，关节边缘骨赘形成，关节滑膜增生，关节囊和周围韧带增厚挛缩，关节周围肌肉萎缩，最终关节面完全破坏，出现关节畸形。

三、临床表现

（1）关节疼痛　初期为轻度痛或间断痛，活动后加重。重度OA可为持续性疼痛或夜间痛。

（2）关节活动受限　中期可出现关节绞锁，晚期关节活动受限加重，致残疾。

（3）关节僵硬　晨起时或较长时间未活动后出现，多持续数分钟，极少超过30min。

（4）体征　包括关节压痛、畸形、肿大、骨擦音等。

四、辅助检查

（1）实验室检查　滑膜炎症期可出现C反应蛋白（CRP）轻度升高和血沉（ESR）轻度加快。

（2）X线检查　表现为非对称性关节间隙变窄，软骨下骨硬化和囊性变，关节边缘骨赘形成。

五、诊断

1. 膝关节

（1）近1个月内反复膝痛。

（2）年龄≥50岁。

（3）晨僵≤30min。

（4）活动时有骨擦音（感）。

（5）X线片（站立位或负重位）示关节间隙变窄、关节软骨下骨硬化或囊性变，关节边缘骨赘形成。

满足（1）＋其他任意2条即可诊断。

2. 髋关节

（1）近1个月内反复髋关节痛。

（2）ESR≤20mm/h。

（3）X线片示骨赘形成或髋臼边缘增生。

（4）X线片示关节间隙变窄。

满足（1）＋（2）＋（3）或（1）＋（3）＋（4）即可诊断。

六、临床分期

1. 初级阶段

无明显症状和体征，但曾有过疼痛或功能障碍，经休息或用药后很快恢复。MRI示无软骨损伤，无骨赘或骨赘极少（骨赘＜5mm）。

2. 第一阶段（早期）

部分没有症状或体征；部分有持续性轻微的关节疼痛。MRI示软骨损伤Ⅰ级，且至少存在以下情况之一：骨赘＞5mm、BME＞10mm、软骨下囊肿＞10mm。

3. 第二阶段（轻度）

症状和体征个体化差异大，部分患者活动期或活动增加后疼痛，或弯曲、拉伸时关节功能受限，疼痛和僵硬影响关节活动。MRI示软骨损伤Ⅱ级，且至少存在以下情况之一：骨赘＞5mm、BME＞10mm、软骨下囊肿＞10mm。

4. 第三阶段（中度）

部分患者走平路或关节活动时会有明显疼痛，晨起或久坐后关节僵硬，也可有肿胀、炎症。MRI示软骨损伤Ⅲ级，且至少存在以下情况之一：骨赘＞5mm、BME＞10mm、软骨下囊肿＞10mm。

5. 第四阶段（重度）

大部分患者关节活动后会非常疼痛，日常活动严重受限，关节僵硬，肿胀和炎症也很严重。MRI示软骨损伤Ⅲ级和半月板损伤Ⅲ级。

七、治疗

主要根据OA发展的不同临床阶段，对患者采取规范化和个体化的治疗策略。

1. 临床前期

以基础治疗为主，如健康教育与预防、运动治疗、物理治疗和行动辅助支持等。

2. 早期或轻度阶段

以修复性治疗为主，如软骨修复性药物、关节注射（药物）、软骨修复术（富血小板血浆、干细胞）等。

3. 中度阶段

以镇痛治疗为主，比如镇痛药物治疗，尚未进行过修复治疗的患者经与患者沟通也可试行修复性治疗、微创介入治疗（射频治疗、关节灌洗等）、关节清理术及截骨术等。

4. 重度阶段

以重建性治疗为主，如关节置换术。

第五节　骨巨细胞瘤

骨巨细胞瘤（GCT）是我国临床上常见的一种局部呈侵袭性生长的原发性骨肿瘤。好发于青壮年，20～40岁为发病高峰；常发生于长骨骨端，一般为单发。

一、病理

病理组织学的特点为含多核巨细胞，散在分布圆形、椭圆形或纺锤形的单核基质细胞。Jaffe将骨巨细胞瘤分为三级，Ⅰ级为良性，Ⅱ级为中间性，Ⅲ级为恶性。

Ⅰ级：基质细胞稀疏，核分裂少，多核巨细胞甚多。

Ⅱ级：基质细胞多而密集，核分裂较多，多核巨细胞数目减少。

Ⅲ级：以基质细胞为主，核异型性明显，核分裂极多，多核巨细胞很少。

二、临床表现

主要表现为疼痛、局部肿胀或肿块、关节活动障碍等，部分患者以病理性骨折为主诉就诊。

压痛和局部皮温升高常存在。肿瘤穿破骨皮质侵入软组织时，可触及明显的肿块。

三、辅助检查

1. X 线片检查

典型的 X 线特征为骨端偏心位、溶骨性、囊性破坏而无骨膜反应，病灶膨胀生长，骨皮质变薄，呈肥皂泡样改变。

2. CT 扫描

CT 扫描表现以偏侧性膨胀性骨质破坏或者单纯性溶骨性骨破坏为特征。

3. MRI 检查

表现为 T1WI 低中信号和 T2WI 中高信号变化，可见病变内液化、坏死、出血形成的高低混杂信号、液-液平面及含铁血黄素沉积形成的低信号等特征。

四、治疗

手术是 GCT 最主要的治疗手段。手术基本方式为肿瘤刮除术、肿瘤切除术和极少应用的截肢术。

放射治疗适用于反复复发、无法手术或者难以彻底切除者。

第六节　骨肉瘤

骨肉瘤是起源于骨组织的有肿瘤性成骨的恶性肿瘤，是最常见的原发性骨恶性肿瘤，多发生于骨骼快速生长发育的青少年或者儿童。男性多于女性，比例约 1.4∶1。好发部位为股骨远端、胫骨近端和肱骨近端的干骺端。

一、病理

骨肉瘤含有多形性的基质成分，含有明显异型性的瘤细胞，瘤细胞大小不一，可出现单核或多核瘤巨细胞，核深染，染色质呈粗颗粒状或凝块状，部分细胞可见粗大核仁，常见核分裂现象。肿瘤性骨质，多为骨样组织或不规则的网状骨质，不形成板层骨，当骨样组织（类骨）形成的早期，瘤细胞周围出现同质性淡红染物质，呈飘带状或网状结构。

二、临床表现

（1）疼痛　肿瘤部位的疼痛是骨肉瘤的常见症状。疼痛可由早期的间歇性发展为数周后的持续性，程度逐渐增强。下肢疼痛可出现避痛性跛行。

（2）肿块　随着病情发展，局部可出现肿胀，患处皮温增高，伴明显的压痛。肿块增长迅速者，表面可见静脉怒张。

三、辅助检查

1. 影像学检查

（1）X 线　特点是骨破坏兼有新骨形成、肿瘤多居长管状骨的干骺端中心部，表现为正常骨小梁缺失而出现境界不清的破坏区，很少会破坏骨骺板和骨骺，进入关节腔。在皮质骨穿透区，可见反应骨的 Codman 三角，而病损边缘一般无反应骨。病变的其他部位不完全矿化，有不定型的非应力定向瘤性骨。当新生骨与长骨纵轴呈直角时，呈“日光放射线”状，但“日光放射线”并不是骨肉瘤的特有表现。

（2）CT　可显示骨皮质破坏状况、骨髓内浸润、骨内外出现不规则高密度瘤性骨。

(3) MRI MRI在显示肿瘤的软组织侵犯方面更具优势，能显示肿瘤的反应区范围，与邻近肌肉、皮下脂肪、关节以及主要神经血管束的关系。

(4) B超 区域淋巴结B超检查是必要的。

(5) PET/CT 检查全身其他部位病灶情况，了解有无转移病灶。协助诊断分期及疗效评估判定。

2. 活检

当患儿临床和影像学表现均提示为典型骨肉瘤时，常用穿刺组织活检确诊。

四、分期

美国癌症联合委员会（AJCC）骨肿瘤分期系统（第八版）见表12-1。

表12-1 美国癌症联合委员会（AJCC）骨肿瘤分期系统（第八版）

分期	肿瘤大小	淋巴结	转移	肿瘤分级
ⅠA期	T1	N0	M0	G1,GX
ⅠB期	T2/T3	N0	M0	G1,GX
ⅡA期	T1	N0	M0	G2,G3
ⅡB期	T2	N0	M0	G2,G3
Ⅲ期	T3	N0	M0	G2,G3
ⅣA期	任何T	N0	M1a	任何G
ⅣB期	任何T	N1	任何M	任何G
	任何T	任何N	M1b	任何G

五、治疗

目前骨肉瘤治疗通常采用术前化疗-手术治疗-术后化疗的综合治疗模式。

（一）术前化疗

亦被称为新辅助化疗。新辅助化疗推荐药物有甲氨蝶呤、多柔比星、顺铂、异环磷酰胺等，每个患者要选用两种以上药物，并保证足够的剂量强度。

常用新辅助化疗方案：MAP 方案（大剂量甲氨蝶呤，多柔比星，顺铂）；AP 方案（多柔比星，顺铂）；多柔比星，顺铂，异环磷酰胺和大剂量甲氨蝶呤；异环磷酰胺，顺铂和多柔比星。

（二）手术治疗

手术切除是骨肉瘤的主要治疗手段，分为保肢手术和截肢手术，现在 90%以上的肢体骨肉瘤患者可成功保肢。

1. 保肢手术的适应证

（1）四肢和部分中轴骨的肿瘤，软组织内的侵犯中等程度。

（2）主要神经血管束未被侵犯，肿瘤能获得最佳边界切除。

（3）无转移病灶或转移灶可以治愈。

（4）病人一般情况良好，无感染征象，能积极配合治疗。

2. 保肢手术的禁忌证

瘤体巨大、分化极差、软组织条件不好的复发瘤，或者肿瘤周围的主要神经血管受到肿瘤的侵犯，以截肢为宜。

骨肉瘤广泛性切除术为在肿瘤周围正常肌肉和软组织内切除，截骨面在 MRI 确定的髓腔内肿瘤侵犯范围以上 3～5cm，肿瘤切除各外科边界均为阴性。

保肢手术的重建方法包括瘤骨骨壳灭活再植术、异体骨半关节移植术、人工假体置换术（最常用）和关节融合术等。

（三）术后化疗

建议骨肉瘤患者术后化疗维持总的药物剂量强度，用药时间 6～10 个月。术前化疗的疗效影响着术后化疗方案的选择。

（1）已行术前化疗且疗效好［肿瘤坏死率（TNR）≥90%］的患者，术后可维持术前化疗药物种类和剂量强度。

（2）已行术前化疗但疗效不好（TNR＜90%）的患者，调整/维持原化疗方案。

（3）术前未进行化疗的患者，术后进行一线常规化疗。

六、术后随访

1. 时间间隔

手术后最初 2 年，每 3 个月一次；第 3 年，每 4 个月一次；第 4、5 年，每 6 个月一次；以后每年一次至术后 10 年。

2. 随访的内容

全面体检、局部 X 线和 B 超以及胸部 CT 是每次随访均应包括的检查项目。全身骨扫描、实验室检查和肢体功能评分在术后 5 年内，每 6 个月检查一次，术后 5 年以后，每年检查一次。

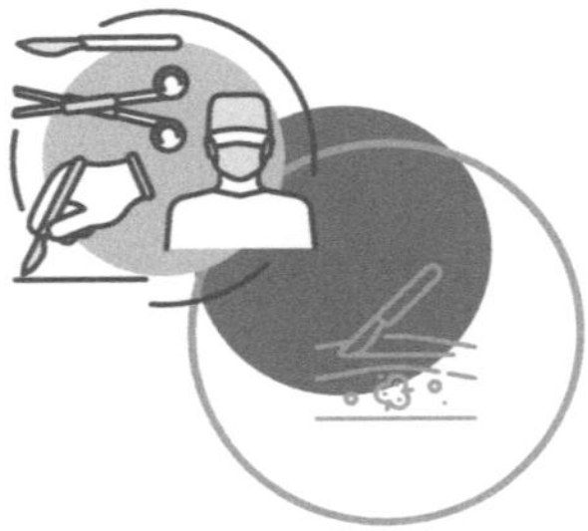

·第十三章·

血管疾病

第一节　主动脉夹层

主动脉夹层（AD）是指动脉血流将主动脉内膜撕裂，并进入动脉壁中层，进一步撕裂动脉壁并向远端延伸，从而造成主动脉真、假两腔。凡是夹层累及升主动脉者为 Stanford A 型，夹层仅累及胸降主动脉及其远端为 Stanford B 型。未经手术治疗的急性 Stanford A 型发病 1 周病死率超过 70%，急性 Stanford B 型发病 2 周内的病死率 6.4%，药物治疗的 5 年生存率约为 60%。患者死亡的主要原因是主动脉破裂、急性心脏压塞、急性心肌梗死、卒中、腹腔脏器缺血、肢体缺血等。

一、病因

主动脉夹层的确切病因尚不明确，目前认为 AD 发病主要和以下危险因素有关。

（1）增加主动脉壁张力的各种因素，如高血压、主动脉缩窄、外伤等。

（2）导致主动脉壁结构异常的因素，如动脉粥样硬化、遗传性结缔组织疾病（如 Marfan 综合征）、主动脉瘤、大动脉炎等。

(3) 其他因素如妊娠、医源性 AD 等。

在我国，主要危险因素有高血压、Marfan 综合征、吸烟、饮酒、主动脉瓣二叶畸形（BAV）、动脉粥样硬化等。

二、临床表现

1. 疼痛

90%以上表现为前胸、背部或腹部突发性剧烈的撕裂样或刀割样持续性难以忍受的锐痛，多伴有烦躁不安、大汗淋漓，Stanford A 型夹层常表现为前胸痛或背痛，Stanford B 型夹层常表现为背痛或腹痛，但两者疼痛部位可存在交叉。出现迁移性疼痛可能提示夹层进展，如患者出现下肢疼痛，则提示夹层可能累及髂动脉或股动脉。

2. 心脏并发症

(1) 夹层导致主动脉根部扩张、主动脉瓣对合不良等可引起主动脉瓣关闭不全，轻者无明显临床表现，重者可出现心力衰竭甚至心源性休克。

(2) 夹层累及冠状动脉开口可导致急性心肌梗死、心力衰竭或恶性心律失常，患者可表现为典型的冠状动脉综合征，如胸痛、胸闷和呼吸困难，心电图 ST 段抬高和 T 波改变。

(3) 夹层假腔渗漏或夹层破入心包可引起心包积液或心脏压塞。

(4) 急性主动脉瓣关闭不全、急性心肌缺血或梗死及心脏压塞常表现为心力衰竭。

3. 其他脏器灌注不良表现

(1) 夹层累及无名动脉或左颈总动脉可导致中枢神经系统症状。

(2) 夹层累及一侧或双侧肾动脉可有血尿、无尿、严重高血压甚至肾功能衰竭。

(3) 夹层累及腹腔干、肠系膜上动脉及肠系膜下动脉时可引起胃肠道缺血表现，如急腹症和肠坏死。

（4）夹层累及下肢动脉时可出现急性下肢缺血症状，如疼痛、无脉，甚至下肢缺血坏死等。

4. 体征

（1）血压异常　AD常可引起远端肢体血流减少，导致四肢血压差别较大。因此对于AD患者，应常规测量四肢血压。

（2）主动脉瓣区舒张期杂音且患者既往无心脏病史，则提示夹层所致急性主动脉瓣反流的可能。

三、辅助检查

1. 实验室检查

胸痛且高度怀疑急性AD的患者，应检查如血常规及血型、肝肾功能、血气分析、血糖、传染病筛查、心肌酶、肌红蛋白、凝血5项（包括D-二聚体）和血脂。

2. CT

全主动脉CTA是主动脉夹层的诊断首选和治疗后随访评价的主要手段。

3. MRI

对于碘过敏、肾功能损害、妊娠及甲状腺功能亢进或其他CTA检查相对或绝对禁忌的患者，MRI可作为首选的替代检查手段。

四、治疗

1. 初步治疗

主动脉夹层急性期应迅速给予有效镇痛、控制心率和血压等治疗，减轻主动脉剪应力，降低主动脉破裂的风险。

（1）镇痛　适当肌注或静脉应用阿片类药物（吗啡、哌替啶）可降低交感神经兴奋导致的心率和血压的上升，提高控制心率和血压的效果。

（2）控制心率和血压　静脉应用β受体阻滞剂（如美托洛尔、艾司洛尔等）是最基础的药物治疗方法。

2. 外科治疗

Stanford A 型主动脉夹层一旦确诊，原则上应按急诊手术治疗。

急性 Stanford B 型主动脉夹层，应在药物控制血压、心率稳定后，限期行血管腔内修复术。

第二节 单纯性下肢静脉曲张

下肢静脉曲张指下肢浅静脉瓣膜关闭不全，使静脉内血液倒流，远端静脉淤滞，继而病变静脉壁扩张、变性，出现不规则膨出和扭曲。下肢浅静脉曲张是一种常见的临床表现，以小腿浅静脉曲张最多见，多发于大隐静脉，可以由多种不同疾病引起。

一、病因和病理

先天性浅静脉壁薄弱和静脉瓣膜结构不良是发病的主要原因。重体力劳动、长时间站立和各种原因引起的腹腔压力增高等，均可使瓣膜承受过度的静脉压力，在瓣膜结构不良的情况下，可导致瓣膜关闭不全，产生血液反流。由于浅静脉管壁肌层薄且周围缺少结缔组织，血液反流可引起静脉增长增粗，出现静脉曲张。下肢静脉压的增高，在足靴区可出现毛细血管增生和通透性增加，产生色素沉着、轻度水肿和脂质硬化。由于大量纤维蛋白原的堆积，阻碍了毛细血管与周围组织间的交换，可导致皮肤和皮下组织的营养性改变。

二、临床表现

患者出现进行性加重的下肢浅表静脉扩张、隆起和迂曲，尤以小腿内侧为明显，小隐静脉曲张病变主要位于小腿外侧。发病早期，患者多有下肢酸胀不适的感觉，同时伴肢体沉重乏力、轻度水肿，久站或午后感觉加重，而在平卧或肢体抬高后明显减轻，有时可伴有小腿肌肉痉挛现象。部分患者则无明显不适。病程较长者，在小腿尤其是踝部可出现皮肤营养性改变，包括皮肤萎缩、脱屑、色素沉着，皮肤和皮下组织硬结，湿疹和难愈性溃疡，有时可并发血栓性静脉炎和急性淋巴管炎。

三、体格检查

需做以下试验和检查，进一步了解浅静脉瓣膜功能、下肢深静脉是否通畅和穿通静脉瓣膜功能。

（1）浅静脉瓣膜功能试验（Trendelenburg 试验） 患者仰卧，抬高患肢使静脉排空，于腹股沟下方缚止血带压迫大隐静脉。嘱患者站立，释放止血带后 10s 内如出现自上而下的静脉曲张则提示大隐静脉瓣膜功能不全。同样原理，在腘窝处缚止血带，可检测小隐静脉瓣膜功能。

（2）深静脉通畅试验（Perthes 试验） 患者取站立位，于腹股沟下方缚止血带压迫大隐静脉，待静脉充盈后，嘱患者用力踢腿或下蹬十余次，如充盈的曲张静脉明显减轻或消失，则提示深静脉通畅；反之，则可能有深静脉阻塞。

（3）穿通静脉瓣膜功能试验（Pratt 试验） 患者仰卧，抬高下肢，于腹股沟下方缚止血带，先从足趾向上至腘窝缠第一根弹力绷带，再从止血带处向下缠第二根弹力绷带。嘱患者站立，一边向下解开第一根绷带，一边继续向下缠第二根绷带，如果在两根绷带之间的间隙出现曲张静脉，则提示该处有功能不全的穿通静脉。

四、治疗

1. 非手术治疗

（1）压力治疗 包括弹力绷带、循序减压弹力袜和间歇充气加压装置等。压力治疗可用于静脉曲张及并发症的治疗，是手术后（尤其微创手术治疗后）的必要措施，适用于静脉曲张各期。

（2）药物治疗 主要药物有黄酮类、七叶皂苷类、香豆素类等。药物治疗能有效减轻患者的临床症状和体征。术前使用可为手术创造条件，延缓疾病进展，降低疾病的临床分期。术中及术后使用可以预防早期并发症的发生，巩固手术疗效。

2. 硬化剂注射

利用硬化剂注入曲张静脉后引起的炎症反应使之闭塞。适用于局部轻度静脉曲张或者手术后残留的静脉曲张。

3. 手术治疗

传统的方法是大隐静脉或者小隐静脉高位结扎和曲张静脉剥脱术。近年来开展的腔内激光、射频和电凝等术式均取得良好疗效。已确定交通静脉功能不全者，可选择筋膜外、筋膜下或借助内镜行交通静脉结扎术。

4. 并发症治疗

（1）血栓性静脉炎　患者腿部出现红肿、发热，静脉呈条索状，触之疼痛。应嘱患者卧床休息，抬高患肢，活动时压力治疗，急性期可应用低分子肝素抗凝治疗和非甾体抗炎药物治疗。待炎症控制后，行手术治疗。

（2）溃疡形成　治疗包括卧床休息，抬高患肢，活动时压力治疗，抗感染治疗等。由于静脉曲张性溃疡很难自愈，因此，一旦感染控制且溃疡面肉芽组织新鲜时，应适时清创并行植皮术。

（3）出血　曲张静脉管壁较薄，轻微外伤可致破裂出血且较难自行停止。应抬高患肢并用弹力绷带加压包扎，必要时可予缝扎止血，择期再行手术治疗。

第三节　原发性下肢深静脉瓣膜关闭不全

原发性下肢深静脉瓣膜关闭不全指无深静脉血栓形成的下肢深静脉瓣膜关闭不全，出现深静脉血液倒流至膝以下乃至踝部静脉的病理改变，从而引起一系列静脉淤滞症状的病症。

一、病因

（1）瓣膜发育异常或缺如。

（2）瓣膜结构薄弱，在长期逆向血流或血柱重力作用下，瓣膜游离缘松弛而不能紧密闭合。

（3）静脉壁弹性下降，发生扩张，造成瓣膜相对性关闭不全。

二、病理改变

静脉壁常因扩张而变薄，静脉瓣膜的弹性纤维也发生退化，瓣膜边缘松弛下垂，两个瓣叶不能紧密对合，导致瓣膜关闭不全，血流从两个下垂瓣叶之间向下逆流。

深静脉瓣膜关闭不全时血流向远端深静脉逆流，静脉压力增加，静脉管腔扩张，毛细血管充血，肢体水肿。

三、临床表现

病变早期，患者常表现为浅静脉曲张，站立时下肢有沉重感伴踝部轻度肿胀。当小腿深静脉瓣膜遭破坏时，可出现久站后下肢明显肿胀，皮肤发紫。病变后期，患者下肢沉重、酸胀甚至疼痛等症状特别明显。

根据临床表现的轻重程度分度如下。

① 轻度：久站后下肢沉重不适，踝部轻度水肿。

② 中度：轻度皮肤色素沉着及皮下组织纤维化，单个小溃疡。下肢沉重感明显，踝部中度肿胀。

③ 重度：短时间活动后即出现小腿胀痛或沉重感，水肿明显并累及小腿，伴有广泛色素沉着、湿疹或多个复发性溃疡（已愈合或活动期）。

四、诊断

浅静脉曲张患者有特别明显的下肢沉重、酸胀甚至疼痛以及小腿肿胀等症状，应该考虑下肢深静脉瓣膜关闭不全的诊断。由于原发性下肢深静脉瓣膜关闭不全的临床表现与其他下肢静脉疾病存在一定共同性，因此，必须做深静脉瓣膜功能检查以明确诊断。

1. 多普勒超声检查

多普勒超声显像仪可观察深静脉瓣膜关闭情况及有无血液反流。于近心端挤压或做 Valsalva 屏气动作可提高诊断准确性。

2. 静脉造影

下肢深静脉造影可准确了解病变的性质、程度、范围和血流动力学变化。分为顺行和逆行造影。

(1) 顺行造影　经足背浅静脉注入对比剂，可见深静脉全程通畅，管腔扩张，瓣膜影模糊或消失，失去正常的竹节形态。做 Valsalva 屏气动作后可见对比剂向瓣膜远端反流。

(2) 逆行造影　于腹股沟股静脉注入对比剂，视反流情况分为五级。0 级，无对比剂向远侧反流；Ⅰ级，少量对比剂反流，但不超过大腿近段；Ⅱ级，对比剂反流至腘窝水平；Ⅲ级，对比剂反流达小腿；Ⅳ级，对比剂反流直达踝部。0 级示瓣膜功能正常，Ⅰ～Ⅱ级应结合临床加以判断，而Ⅲ～Ⅳ级提示瓣膜功能明显受损，是诊断原发性深静脉瓣膜功能不全的重要依据。

3. 下肢活动静脉压测定

常用于筛查，可间接地了解瓣膜功能。正常站立位活动后足背浅静脉压平均为 10～30mmHg，原发性下肢静脉曲张时为 25～40mmHg，深静脉瓣膜关闭不全时高达 55～85mmHg。

五、鉴别诊断

1. 深静脉血栓后综合征 (PTS)

多有突发的肢体肿胀病史，常见诱因如手术、分娩、外伤、肿瘤或者长期卧床等。下肢肿胀更严重，小腿围常较健侧多 2～4cm 以上。在大腿近腹股沟部前外侧、会阴和下腹壁可见怒张静脉。深静脉血栓患者静脉造影常见髂股静脉以下血栓形成，后期病例也可显示股静脉逆流，但瓣膜常消失。

2. 单纯大隐静脉瓣膜关闭不全 (即静脉曲张)

根据无损伤检查和下行性静脉造影可鉴别单纯大隐静脉瓣膜关闭不全与深静脉瓣膜关闭不全。

3. 淋巴水肿

淋巴水肿无显著的色素沉着，皮肤常增厚，小腿、踝部、足背部肿胀最甚，而静脉瓣膜关闭不全的肿胀以小腿为主。

六、治疗

本病的非手术治疗原则是减少静脉压力和缓解临床症状，包括避免长时间站立和久坐、活动时穿弹力袜或弹性绷带包扎等，并予适当的药物治疗。

目前深静脉瓣膜重建术由于中远期疗效不理想，已较少施行。对于深静脉瓣膜关闭不全同时伴有浅静脉曲张，目前多主张先做大隐静脉高位结扎、曲张静脉剥脱及交通静脉结扎术。

第四节 深静脉血栓形成

深静脉血栓形成（DVT）是血液在深静脉内不正常凝结引起的静脉回流障碍性疾病，常发生于下肢。血栓脱落可引起肺动脉栓塞（PE），DVT 与 PE 统称为静脉血栓栓塞症（VTE），是同种疾病在不同阶段的表现形式。DVT 多见于大手术或严重创伤后、长期卧床、肢体制动、肿瘤患者等。

一、病因

血流滞缓、血管壁损伤和血液凝血功能异常是引起静脉血栓的三个主要因素。

（1）静脉血流滞缓　长时间卧床，缺乏下肢肌肉对静脉的挤压作用使血流滞缓；脊髓麻醉或全身麻醉导致周围静脉扩张，静脉流速减慢；麻醉使下肢肌肉完全麻痹，失去收缩功能，术后又因切口疼痛和其他原因卧床休息，下肢肌肉处于松弛状态，使血流滞缓。

（2）静脉壁损伤　静脉内注射各种刺激性溶液和高渗溶液导致静脉炎和静脉血栓形成。静脉局部挫伤、撕裂伤或骨折碎片创伤均可促使静脉血栓形成。

(3) 血液高凝状态 各种大型手术是引起血液高凝状态的最常见原因。烧伤或严重脱水使血液浓缩，也可增加血液凝固性。癌细胞破坏组织的同时，常释放许多促凝物质，也可使凝血活性增加。长期口服避孕药，可降低抗凝血酶Ⅲ的水平，从而增加血液的凝固度。大剂量应用止血药物和脱水剂也可使血液呈高凝状态。

二、病理改变

静脉血栓以红血栓（或者称凝固血栓）最常见。下肢深静脉血栓形成可以起源于小腿静脉、股静脉、髂静脉等不同部位。静脉血栓形成所引起的病理生理改变主要是静脉回流障碍。

血栓的碎块可以脱落，随血流经右心，栓塞肺动脉，引起急性肺栓塞。

三、临床表现

根据发病时间，DVT 分为急性期、亚急性期和慢性期。急性期是指发病 14d 以内；亚急性期是指发病 15～30d；发病 30d 以后进入慢性期。

急性下肢 DVT 主要表现为患肢的突然肿胀、疼痛等，体检患肢呈凹陷性水肿、软组织张力增高、皮肤温度增高，在小腿后侧和（或）大腿内侧、股三角区及患侧髂窝有压痛。

发病 1～2 周后，患肢可出现浅静脉显露或扩张。血栓位于小腿肌肉静脉丛时，Homans 征（患肢伸直，足被动背屈时，引起小腿后侧肌群疼痛）和 Neuhof 征（压迫小腿后侧肌群，引起局部疼痛）呈阳性。

严重的下肢 DVT，患者可出现股青肿，临床表现为下肢极度肿胀、剧痛、皮肤发亮呈青紫色、皮温低伴有水疱，足背动脉搏动消失，全身反应强烈，体温升高。

静脉血栓一旦脱落，可随血流漂移、堵塞肺动脉主干或分支，根据肺循环障碍的不同程度引起相应 PE 的临床表现。

四、辅助检查

1. 血液检查

D-二聚体是纤维蛋白复合物溶解时产生的降解产物。下肢 DVT 时，血液中 D-二聚体的浓度升高。

2. 彩色多普勒超声

可显示下肢深静脉是否有血栓和血栓部位，是 DVT 诊断的首选方法，适用于筛查和监测。该检查对股、腘静脉血栓诊断的准确率高（>90%），对周围型小腿静脉丛血栓和中央型髂静脉血栓诊断的准确率较低。

3. 下肢静脉造影

准确率高，不仅可以有效判断有无血栓、血栓部位、范围、形成时间和侧支循环情况，而且常被用来评估其他方法的诊断价值，目前是诊断下肢 DVT 的金标准。

五、诊断

患者近期有手术、严重外伤、骨折或肢体制动、长期卧床、肿瘤等病史，出现下肢肿胀、疼痛、小腿后方和（或）大腿内侧有压痛时，提示下肢 DVT 的可能性大。

对于下肢 DVT 的诊断，无论临床表现典型与否，均需进一步的实验室检查和影像学检查，明确诊断，以免漏诊和误诊。

诊断急性下肢深静脉血栓形成的主要依据是突发性的单侧下肢肿胀，结合病史、临床表现和体征，一般不难作出临床诊断。下列检查有助于确诊和了解病变的范围。

六、鉴别诊断

1. 下肢淋巴水肿

淋巴水肿早期表现为凹陷性水肿，组织张力较静脉血栓引起的下肢肿胀小，皮温正常。中晚期淋巴水肿由于皮下组织纤维化，皮肤粗糙、变厚，组织变硬呈团块状，一般不会出现下肢静脉血栓后遗症的临床表现，如色素沉着、溃疡等。

2. 下肢局部血肿

下肢外伤后，局部如形成血肿，也表现为下肢肿胀。血肿大多有外伤史，肿胀局限，极少累及整个下肢，伴有疼痛，后期皮肤可见瘀斑或皮肤泛黄，彩色多普勒超声等检查有助于鉴别。

七、治疗

（一）早期治疗

1. 一般处理

卧床休息、抬高患肢，适当使用利尿药，以减轻肢体肿胀。病情允许时，穿医用弹力袜或弹性绷带后起床活动。

2. 抗凝治疗

DVT 抗凝治疗至少 3 个月。抗凝治疗分为 3 期。

（1）初始期抗凝　一般指≤7d。

（2）长期抗凝　一般指 7d 到最初 3 个月。

（3）延展期抗凝　>3 个月且无明确终止时间点。

早期 DVT 非肿瘤患者，建议直接使用新型口服抗凝药物（如利伐沙班），或使用低分子肝素联合维生素 K 拮抗剂，在 INR 达标且稳定 24h 后，停低分子肝素。

早期 DVT 肿瘤患者，建议首选低分子肝素抗凝，也可以使用维生素 K 拮抗剂或新型口服抗凝药物。

药物具体使用如下。

（1）利伐沙班　前 3 周每次 15mg，每天 2 次，维持剂量为每次 20mg，每天 1 次。

（2）低分子肝素（如那屈肝素等）　每次 100U/kg，每 12h 一次，皮下注射。

（3）华法林　治疗初始常与低分子肝素联合使用，建议剂量为 2.5～6.0mg/d，2～3d 后开始测定 INR，当 INR 稳定在 2.0～3.0、并持续 24h 后停低分子肝素，继续华法林治疗。

3. 溶栓治疗

（1）溶栓治疗的适应证　急性近端 DVT（髂静脉、股静脉、腘静脉）；全身状况好；预期生命＞1 年和低出血并发症的危险。

（2）溶栓药物　尿激酶最常用，对急性期的治疗具有起效快、效果好、过敏反应少的特点。一般首剂 4000U/kg，30min 内静脉注射，继以 60 万～120 万 U/d，维持 72～96h，必要时延长至 5～7d。重组链激酶，溶栓效果较好，但过敏反应多，出血发生率高。重组组织型纤溶酶原激活剂，溶栓效果好，出血发生率低，可重复使用。

（3）溶栓方法　包括导管接触性溶栓和系统溶栓，导管接触性溶栓（CDT）是将溶栓导管置入静脉血栓内，溶栓药物直接作用于血栓；而系统溶栓是经外周静脉全身应用溶栓药物。

4. 手术取栓

手术是清除血栓的有效治疗方法，可迅速解除静脉梗阻。常用 Fogarty 导管经股静脉取出髂静脉血栓，用挤压驱栓或顺行取栓清除股腘静脉血栓。

5. 机械血栓清除术

经皮机械性血栓清除术（PMT）主要是采用旋转涡轮或流体动力的原理打碎或抽吸血栓。对于急性期中央型或混合型 DVT，对全身情况好、预期生存期≥1 年、出血风险较小的患者，可首选 CDT。

6. 下腔静脉滤器

对单纯抗凝治疗的 DVT 患者，不推荐常规应用下腔静脉滤器，对于抗凝治疗有禁忌或有并发症，或在充分抗凝治疗的情况下仍发生 PE 者，建议置入下腔静脉滤器。

（二）慢性期治疗

主要是物理治疗和药物治疗，如穿弹力袜和间歇性腿部充气压迫法，长期服用抗凝药物等。

主要参考文献

[1] 陈孝平，张英泽，兰平．外科学［M］．北京：人民卫生出版社，2024.

[2] 吴孟超，吴在德．黄家驷外科学［M］．北京：人民卫生出版社，2020.

[3] 赵玉沛．普通外科学［M］．北京：人民卫生出版社，2020.

[4] 齐文旗，张斌，郑忠骏，等．拯救脓毒症运动：2021年国际脓毒症和脓毒性休克管理指南［J］．中华急诊医学杂志，2021，30（11）：1300-1304.

[5] 中国医师协会急诊医师分会，中国研究型医院学会休克与脓毒症专业委员会．中国脓毒症/脓毒性休克急诊治疗指南（2018）［J］．临床急诊杂志，2018，19（9）：567-588.

[6] 国家卫生健康委员会医政医管局，中国抗癌协会脑胶质瘤专业委员会，中国医师协会脑胶质瘤专业委员会．脑胶质瘤诊疗指南（2022版）［J］．中华神经外科杂志，2022，38（8）：757-777.

[7] 中华人民共和国国家卫生健康委员会医政司．甲状腺癌诊疗指南（2022年版）［J］．中国实用外科杂志，2022，42（12）：1343-1363.

[8] 刘杰，先柯瑶．分化型甲状腺癌术后促甲状腺激素抑制治疗的共识和争议［J］．外科理论与实践，2023，28（6）：507-511.

[9] 中华医学会内分泌学分会，中华医学会外科学分会甲状腺及代谢外科学组，中国抗癌协会头颈肿瘤专业委员会，等．甲状腺结节和分化型甲状腺癌诊治指南（第二版）［J］．中华内分泌代谢杂志，2023，39（3）：181-226.

[10] 中华预防医学会妇女保健分会乳腺保健与乳腺疾病防治学组．乳腺纤维腺瘤诊治专家共识［J］．中国实用外科杂志，2016，36（7）：752-754.

[11] 中国抗癌协会乳腺癌专业委员会，中华医学会肿瘤学分会乳腺肿瘤学组．中国抗癌协会乳腺癌诊治指南与规范（2024年版）［J］．中国癌症杂志，2023，33（12）：1092-1187.

[12] 中华医学会肿瘤学分会．中华医学会肺癌临床诊疗指南（2024版）［J］．中华医学杂志，2024，104（34）：3175-3212.

[13] 支气管扩张症专家共识撰写协作组，中华医学会呼吸病学分会感染学组．中国成人支气管扩张症诊断与治疗专家共识［J］．中华结核和呼吸杂志，2021，44（4）：311-321.

[14] 中华人民共和国国家卫生健康委员会医政医管局．食管癌诊疗指南（2022 年版）[J]．中华消化外科杂志，2022，21（10）：1247-1268.

[15] 中华医学会消化病学分会胃肠动力学组，中华医学会消化病学分会胃肠功能性疾病协作组，中华医学会消化病学分会食管疾病协作组，吕宾．中国贲门失弛缓症诊疗规范 [J]．胃肠病学，2023，28（11）：657-664.

[16] 中华医学会肝病学分会．肝硬化诊治指南 [J]．临床肝胆病杂志，2019，35（11）：2408-2425.

[17] 中华医学会消化病学分会．中国肝硬化临床诊治共识意见 [J]．临床肝胆病杂志，2023，39（9）：2057-2073.

[18] 中华医学会外科学分会胆道外科学组，中国医师协会外科医师分会胆道外科专业委员会．胆囊癌诊断和治疗指南（2019 版）[J]．中华外科杂志，2020，58（4）：243-251.

[19] 中华人民共和国国家卫生健康委员会医政司．原发性肝癌诊疗指南（2024 年版）[J]．协和医学杂志，2024，15（3）：532-558.

[20] 中华医学会外科学分会胆道外科学组，中国医师协会外科医师分会胆道外科医师委员会．胆囊良性疾病外科治疗的专家共识（2021 版）[J]．中华外科杂志，2022，60（1）：4-9.

[21] 中国研究型医院学会肝胆胰外科专业委员会，《中华消化外科杂志》编辑委员会．肝门部胆管癌诊断和治疗指南（2025 版）[J]．中华肝脏外科手术学电子杂志，2025，14（3）：317-337.

[22] 中华医学会外科学分会胰腺外科学组．中国急性胰腺炎诊治指南（2021）[J]．中华外科杂志，2021，59（7）：578-587.

[23] 中华人民共和国国家卫生健康委员会医政医管局．胰腺癌诊疗指南（2022 年版）[J]．中华消化外科杂志，2022，21（9）：1117-1136.

[24] 中华人民共和国国家卫生健康委员会医政医管局．胃癌诊疗指南（2022 年版）[J]．中华消化外科杂志，2022，21（9）：1137-1164.

[25] 中华医学会，中华医学会杂志社，中华医学会消化病学分会，等．消化性溃疡基层诊疗指南（2023 年）[J]．中华全科医师杂志，2023，22（11）：1108-1117.

[26] 国家卫生健康委员会医政司，中华医学会肿瘤学分会．中国结直肠癌诊疗规范（2023 版）[J]．协和医学杂志，2023，14（4）：706-733.

[27] 中国医师协会肛肠医师分会指南工作委员会．肛周脓肿临床诊治中国

专家共识［J］. 中华胃肠外科杂志，2018，21（4）：456-457.
［28］ 中国医师协会肛肠医师分会临床指南工作委员会. 肛瘘诊治中国专家共识（2020 版）［J］. 中华胃肠外科杂志，2020，23（12）：1123-1130.
［29］ 中国中西医结合学会大肠肛门病专业委员会. 中国痔病诊疗指南（2020）［J］. 结直肠肛门外科，2020，26（5）：519-533.
［30］ 中华医学会男科学分会良性前列腺增生诊疗及健康管理指南编写组. 良性前列腺增生诊疗及健康管理指南［J］. 中华男科学杂志，2022，28（4）：356-365.
［31］ 顾伟杰，朱耀. 2022 版《CSCO 前列腺癌诊疗指南》更新要点解读［J］. 中国肿瘤外科杂志，2022，14（3）：224-232.
［32］ 中华医学会骨科学分会脊柱外科学组，中华医学会骨科学分会骨科康复学组. 腰椎间盘突出症诊疗指南［J］. 中华骨科杂志，2020，40（8）：477-487.
［33］ 中国医师协会骨科医师分会骨循环与骨坏死专业委员会，中华医学会骨科分会骨显微修复学组，国际骨循环学会中国区. 中国成人股骨头坏死临床诊疗指南（2020）［J］. 中华骨科杂志，2020，40（20）：1365-1376.
［34］ 中国骨关节炎诊疗指南专家组，中国老年保健协会疼痛病学分会，黄东，等. 中国骨关节炎诊疗指南（2024 版）［J］. 中华疼痛学杂志，2024，20（3）：323-338.
［35］ 中华医学会骨科学分会骨肿瘤学组. 中国骨巨细胞瘤临床诊疗指南［J］. 中华骨科杂志，2018，38（14）：833-840.
［36］ 中华医学会骨科学分会骨肿瘤学组. 中国骨巨细胞瘤临床诊疗指南［J］. 中华骨科杂志，2018，38（14）：833-840.
［37］ 中国医师协会心血管外科分会大血管外科专业委员会. 主动脉夹层诊断与治疗规范中国专家共识［J］. 中华胸心血管外科杂志，2017，33（11）：641-654.
［38］ 中国微循环学会周围血管疾病专业委员会. 原发性下肢浅静脉曲张诊治专家共识（2021 版）［J］. 血管与腔内血管外科杂志，2021，7（7）：762-772.
［39］ 中华医学会外科学分会血管外科学组. 深静脉血栓形成的诊断和治疗指南（第三版）［J］. 中国血管外科杂志（电子版），2017，9（4）：

250-257.

［40］ 中华医学会外科学分会血管外科学组，中国医师协会血管外科医师分会，中国医疗保健国际交流促进会血管外科分会，等．中国慢性静脉疾病诊断与治疗指南［J］．中华医学杂志，2019，99（39）：3047-3061.

［41］ 《中国血栓性疾病防治指南》专家委员会．中国血栓性疾病防治指南［J］．中华医学杂志，2018，98（36）：2861-2888.

［42］ 中华医学会消化病学分会胃肠动力学组，胃肠功能性疾病协作组，食管疾病协作组．中国贲门失弛缓症诊疗规范［J］．中华消化杂志，2023，43（10）：657-664.